「この症状には、この処方」

中高年の漢方

東京薬科大学名誉教授
川瀬　清 監修

はじめに

中高年になると、様々な生活習慣病や慢性病、あるいは原因がよくわからない症状に悩まされる人が多くなります。

とくに40代半ばを過ぎて更年期を迎えることで、からだに大きな変化が訪れるのが普通で、体調がすぐれない日が増えてきます。

40代の自殺者が最も多いのも、からだの変調やストレスへの耐性の衰えが関係しているのかもしれません。

このような状態になったとき、西洋医学の一般的な病院で診療してもらうと、医師は決められたガイドラインにしたがって血液検査や画像検査を行い、何らかの病名を付けて、ガイドライン通りの治療がはじまります。

しかし、診察の結果、不調の原因が突き止められない、病名が付けられない、という場合は、治療をしてもらえないことになります。

つまり、西洋医学では、血液検査や画像検査ではどこにも異常が見つからない場合は、患者さんがどんなにからだの不調や苦痛を訴えても具体的な治療法は示せないのです。読者のみなさんも一度や二度は経験されているのではないでしょうか。

このように、西洋医学は外傷や感染症には強い力を発揮するものの、不調や苦痛といった症状に対しては、弱い面があることがわかってきました。

その点、漢方にはこうした症状を様々に診断定義したうえで、改善を目的とした治療法や漢方薬が多数存在しています。

本書の目的は、中高年の方々に「漢方の力」を改めて知っていただき、その力を利用することで、長く苦しんできた「からだの不調や苦痛」を少しでも改善し、健康で快活な人生のために役立てていただくことです。

病院で、不調を訴えても、「どこも異常がないですよ」と言われたなら、漢方を扱う漢方薬局に相談するという選択肢を持つことも、自分のからだや命を自分自身で守るために必要不可欠なことです。

前述したように、西洋医学では「苦しい」「具合が悪い」「痛い」と訴えている患者を前にしても、原因がわからなければ治療ができないという弱点があります。

しかし、漢方なら、未病先防《みびょうせんぼう》（病気になる前にその対策をする）という考え方で、原因がわからなくとも病気に発展するかもしれない不健康なからだの状態（未病）を察知して、適切な対応をしてくれます。

一般的に「漢方」の本といえば、健康保険が適用される和漢薬製剤（医療用製剤）を対象としたものがほとんどですが、保険でもらえる漢方薬には限りがあります。この本では、現代的に研究開発されたものとして注目されている中医学由来の漢方の中から、中高年の「未病の悩み解消」に効くものを中心に取りあげました。

ここでご紹介する新しい漢方薬は、厚労省より医薬品の認可を受けていますが、残念ながら保険でもらえる漢方薬ばかりではありません。

お近くの漢方専門薬局で、ご自身のからだの状態をご相談のうえ、適切な漢方薬を選んでください。もちろん、病院でもらえる保険適用の和漢薬も効果の期待できるものはご紹介しています。

また、漢方の本は、難しい専門用語が並ぶものも多いのですが、この本では漢方薬をもっと身近なものとして受け入れてもらえるように、わかりにくい専門用語はできるかぎり使わないように心がけました。

どんな病気にどんな漢方薬が効くのか、こんな症状の場合は、どの漢方薬を選べばいいのかを把握するだけでも十分役立ちます。

病院で不調を訴えても、どこも悪くないと言われたり、原因がわからないから手の施しようがないと言われたとしても、漢方の知識が少しでもあれば絶望的な気持ちにならないで済みます。

本書にある漢方の知識や情報が、病気や不調の呪縛を解くカギとなり、よりよい生活や人生に役立つことを願っています。

健康生活研究会

目次

第2章 30の気になる症状 効果的な漢方薬と養生訓

目　次

第3章 中高年の未病に効く漢方薬

第1章

高齢化の時代が求める漢方治療

現代人をむしばむ未病《みびょう》の時代

未病は日本の社会を象徴

　このところ、何となくからだがだるい。すぐに疲れてしまう。腰痛や肩こりに悩んでいる。時々めまいがする。からだが冷える。よく眠れない……こんな不調の自覚症状はないでしょうか。

　病院で診てもらっても、どこにも病気らしい病気はみつからないのに、本人は体調が悪く、つらくてしょうがない。

　これは、病気の一歩手前にある不健康な状態、あるいは半健康な状態を指すわけですね。漢方的な捉え方では、これらを総称して「未病」と定義しています。

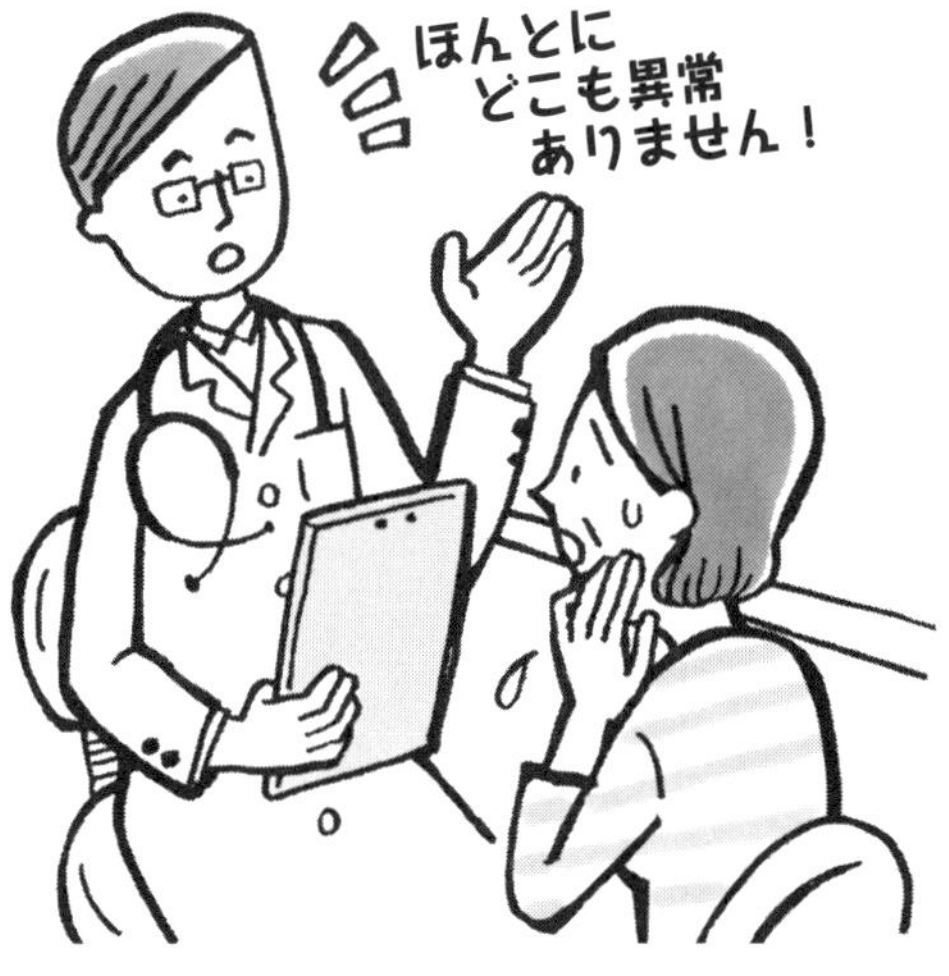

つまり、**放っておくと早晩病気として発症するという状態を未病**と言うわけです。こうした未病という考え方は、中国の前漢の時代に編纂された「黄帝内経《こうていだいけい》」という医学書に由来する漢方的な考え方です。

超高齢化社会になり、生活習慣病が蔓延している現代においては、この未病に気づき、早めに対処することが、病気を防ぐためにとても重要になっています。糖尿病や高血圧症の予備群と呼ばれる、境界線ギリギリのところにいる不健康な人たちも未病の人。肥満や脂質異常も未病だと考えられます。

ストレスの多い社会環境、カロリーの多い食生活など、さまざまな要因が未病を大きく増やしています。いわば、未病は現代日本の姿を象徴する社会現象だともいえるのです。

漢方なら治せるワザがある

年々膨れ上がる医療費の問題から、西洋医学でもようやくこの未病の対策を重要視し始めていますが、これまで具体的な数値や画像検査を頼りに疾患やケガを治すことに力を注いできた西洋医学は、まだまだ未病に対しては幼稚園児のようなもの。一方の漢方は、４０００年以上も前から未病の対策を考えてきました。未病の時代だからこそ、私たちは漢方のことをもっと知る必要があるのです。

西洋医学では病気と判断できない状態の不調や不具合でも、「漢方」は、さまざまなことから手がかりを探り出し、治療をするワザを持っています。簡単な例で言えば、「舌」をからだのバロメーターとして判断するのもそのひとつです。舌には、からだの状態や変化が現れやすく、診察と治療の重要なポイントになるのです。

舌の状態を診るのは、一般の病院などでもよく行なわれますが、漢方の場合は「望診《ぼうしん》」と呼ばれ、昔から重要視されている診察方法です。

では、舌のどこを診るのでしょうか。通常、健康な時の舌は、薄いピンク色をしています。その表面には、うっすらと白いコケのようなものがついていて、適度に湿っています。

それが、赤っぽい色になっていたり、紫色や黒ずんで見えたり、あるいはネバネバした黄色っぽいコケのようなものが付いていたり、全体的に腫れているような場合は、からだがトラブルを知らせるためにシグナルを発していると判断されます。

鏡の前で舌を出して見るだけで、こうした舌の変化は誰でもある程度わかるので、

舌でわかること

舌の状態		からだの状態
舌が紫色をしている	⇩	血が滞《とどこお》っている
舌が紅色をしている	⇩	熱がこもっている
舌の色が悪い（淡い）	⇩	血が不足している
両脇に歯の跡がついて凸凹している	⇩	胃腸の機能低下による水の滞り
舌のこけが厚く粘っこい	⇩	余分な水分がたまり消化が悪い
舌のこけが厚く乾燥している	⇩	老廃物がたまり、水分が不足している
舌のこけがなく照りがある	⇩	血と水が大きく不足している

健康状態をセルフチェックするには、もっとも簡単な方法のひとつといえるでしょう。

未病先防《みびょうせんぼう》と心身一如《しんしんいちにょ》

たとえば、いつもより舌のコケが厚くなっているように見えたら、食べ過ぎで消化不良を起こしているか、水分の代謝が悪くなっている証拠。からだが重く感じたり、むくみの症状が現れていないでしょうか。

舌の状態を診るだけで、病気とは言えないまでも、病気に発展するかもしれない不健康なからだの状態がわかるのです。

こうした、病気になる一歩手前の不調まで診断し、治すことができるのは、未

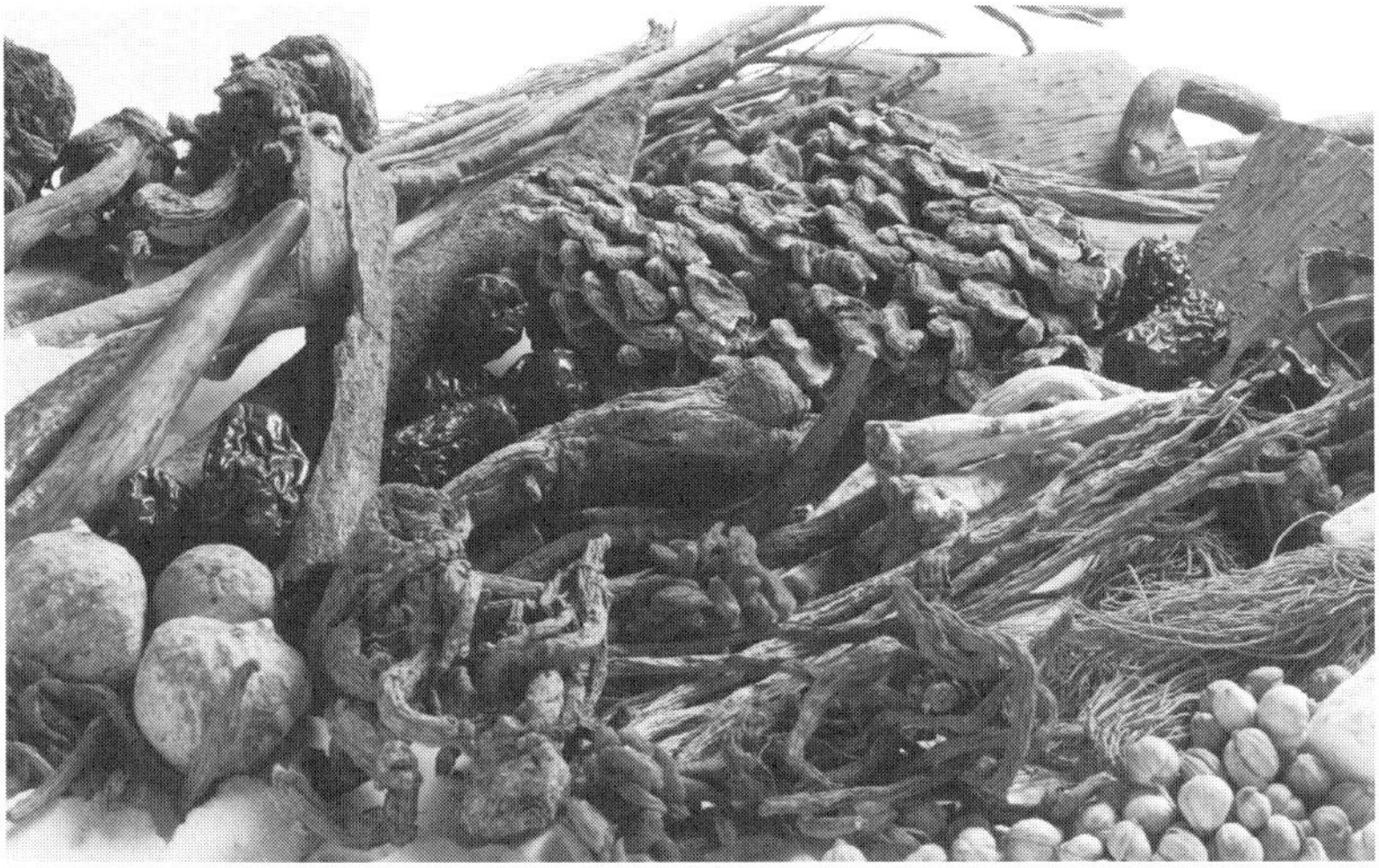
中国漢方に使用される生薬の数々

病先防（病気になる前にその原因を取り除くこと）、あるいは、心身一如（心とからだはひとつのものとして考えること）の考え方を重視し、発展してきた漢方ならではの強味と言ってもいいでしょう。
　漢方薬は、現代の西洋医学にも取り入れられるようになっています。いつから今のような状況になったのでしょうか。
　和漢薬が漢方製剤（医療用製剤）として健康保険で適用されるようになったのは、治療が難しい慢性疾患やアレルギー性疾患が増え始めた１９７６年のことでした。今から40年近く前になりますね。
　このとき多くの漢方処方薬に健康保険が適用されるようになり、１９８７年には１４７種類の漢方エキス製剤が健康保険の対象となりました。が、しかし、それから30年近くに亘って、新たに漢方薬が健康保険適用の医療用製剤として認められたケースはほとんどありません。

なぜ、西洋医学の医療用製剤のように、漢方薬の医療処方薬がどんどん新しく出てこないのでしょうか。その理由は明らかです。

病気を治す方法やアプローチが全く違う

新しい医療薬を世に出すためには、日本では厚生労働省の認可が必要になりますが、それをクリアするには、膨大な費用を注ぎ込んで臨床試験を重ね、エビデンス（科学的根拠）を明らかにすることが求められます。

どんどん進化している漢方薬でも、医療用製剤として認められるためには、当然ながら西洋薬と同じようにエビデンスを示すことが求められるのです。

しかし、西洋薬と漢方薬では、疾患を治すための方法やアプローチの仕方が大きく違っています。ごく簡単に言ってしまえば、西洋薬は、薬の成分の力で細胞に化学変化を起こさせて病気を治そうとします。

一方の漢方薬は、自然物で有機的なものです。有機的というのは、多くのものが緊密に関連し合って全体を形づくっていることを言います。

その有機的なものの相乗作用によって、からだ全体を回復させながら人が本来持っている自然の治癒力を高めることで病気に対処するのです。

漢方薬がよく**「病気」を治すのではなくて「病んでいる人」を治す**と表現されるのも、こうした漢方特有の性質があるからです。到達するゴールは同じでも、目標にたどり着く方法が違うわけですね。

では、どうして40年程前に、伝承的な漢方薬がエビデンスなしで健康保険適用の医療用製剤として認められたのでしょうか。

漢方薬が認可された社会背景

実は、その当時、慢性疾患が急増したり、薬害と呼ばれる薬の副作用や薬漬けになることの弊害が社会問題として取りざたされ、歴史的にも安心安全な漢方薬が見直され始めた社会背景がありました。

当時の日本医師会が厚生省に働きかけて、たくさんの漢方処方薬が医療用製剤として認可され健康保険が使えるようになったのです。

現代医学は、西洋医学を中心にして進歩し、そのおかげで昔なら治らなかった多くの病気が治るようになりました。

不治の病といわれる「がん」ですら、早期に発見すれば、手術や放射線治療で治すことが可能になっています。西洋医学が、救急救命医療や感染症の治療でも大きな力を発揮しているのは言うまでもありません。

でも、そんな西洋医学といえども万能ではないことを私たちはすでに知っています。よく効く薬ほど副作用がキツイというのは、今や誰もが知る常識で、薬による副作用の問題は後を絶ちません。

また、患者さん本人が「苦しい」「具合が悪い」「痛い」と訴えているのに、原因が分からなければ治療ができないという状況も、西洋医学の弱点の代表的な例ではないでしょうか。

現代医学の弱点をカバーする漢方

難病と呼ばれる疾患の中には、原因がわかっていても打つべき手が見つからないため、治療方針さえ立てられないものもあります。アレルギーを一時的に抑えることはできても、体質改善をしてアレルギーを根本的に治せる西洋薬は存在しないのです。

もちろん、漢方も万能ではありません。でも、西洋医学の足りない部分をカバーし、原因不明の不調を軽減し、生活の質（ＱＯＬ）を向上させるために大いに役立っています。漢方薬なら体質改善が期待できることもよく知られています。

近年、こうした漢方ならではのメリットが見直され、現代医学の現場でも漢方による治療を取り入れる動きが活発化するなど、ちょっとした医療改革の波が押し寄せているのです。

とはいえ、生活習慣病のような慢性的な疾患、あるいは、「原因はよく分からないけれど、なんだか体調が悪い」という〝半健康・半病気〟のような未病が激増している時代の中で、スピーディーに改革が進んでいるとは言えず、まだまだ一般の病院では、未病に対応しきれていないのが現状です。

いま、漢方が必要とされるワケ

自分のからだや命は自分自身で守る

不調を訴えて病院で診てもらっても、「どこも異常がないですよ」と言われたなら、漢方を積極的に取り入れているお医者さんか、漢方薬を熟知した漢方薬局に相談に行くという選択肢を持つことが、自分のからだや命を自分自身で守るために必要不可欠なことです。

つまり、大事なのは、西洋医学のメリットも漢方のメリットもよく把握し、「いいとこ取り」をする賢明さを持ち合わせること。このフレキシブルな考え方が人生をよりよく健康に生きるためには欠かせないのです。

もっと言えば、西洋医学と漢方は、クルマの両輪のようなものだと考えれば分かりやすいかもしれません。どちらも上手に利用する知恵を持ち、バランスよくコントロールできれば、早く病気や不調の解消という目的（ゴール）にたどり着ける可能性がより高まるのです。

時代とともに進化を続ける中国漢方

中国の漢方薬の歴史は、４０００年以上も前にはじまったとされています。紀元前２０００年もの昔から延々と培われてきた中国の医薬学の理論と、臨床治療の集大成が、歴史の中で紆余曲折しながらも今の中国漢方へとつながっているわけです。

日本にこの中国漢方が伝わったのは、古墳時代から飛鳥時代にかけての6世紀頃だとされています。

およそ１５００年も昔に、中国から朝鮮半島の百済を経て、仏教と一緒にシルクロードの最果ての地に中国漢方の処方が伝来したのです。

当時は、大がかりな貿易の手段などないため、生薬の原料となるものの大半を国内で探し出し、独自にアレンジして使っていました。

人体の持つ生命力を重視し、人も自然

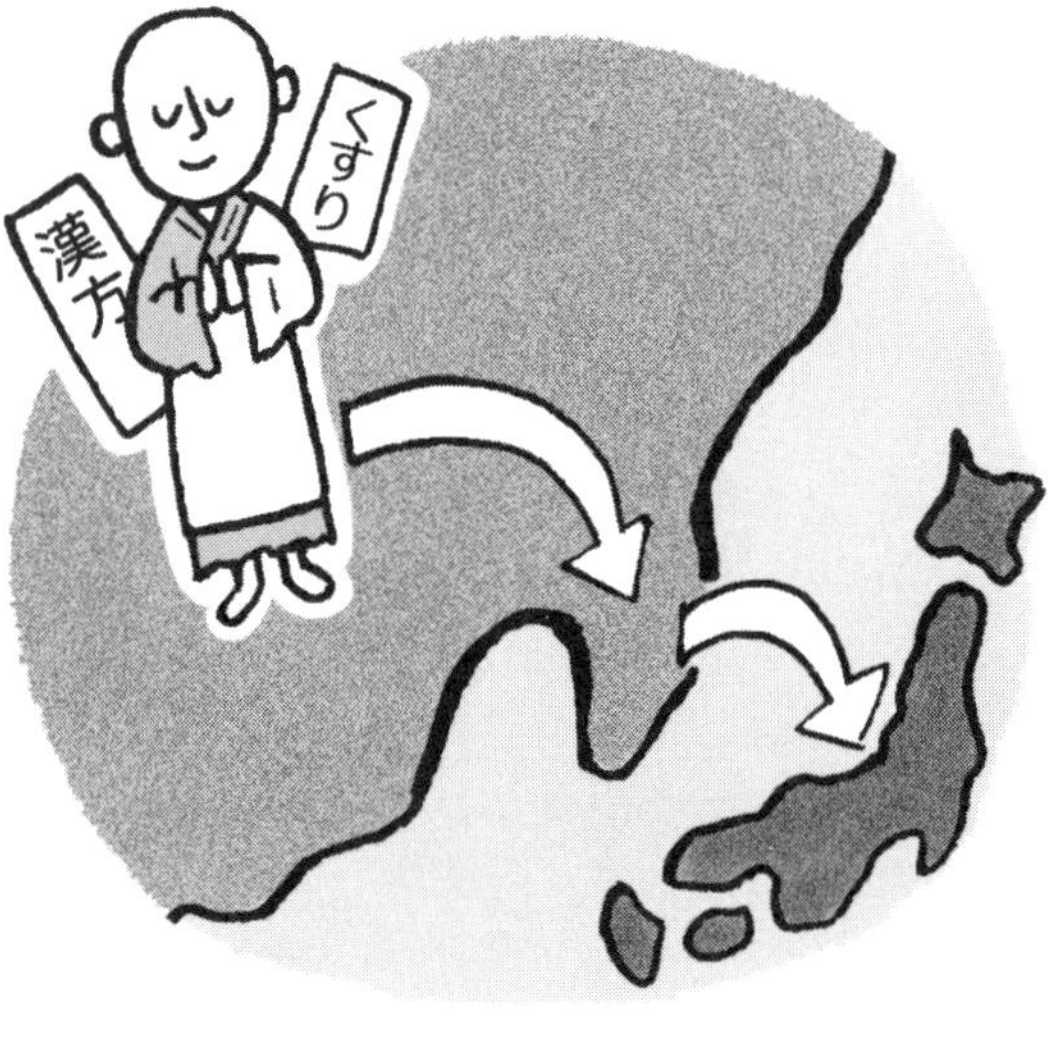

の一部であり、心とからだは一体のものとして捉えるのが、漢方の基本的な考え方といえるでしょう。

治療法も、西洋医学のように、病名や検査データをもとに治療方針を決めるのではなく、からだに現れているさまざまな状態を総合的に捉えて判断する、漢方ならではの診断方法を基にしたものです。

現代において、中国の漢方と日本の漢方の大きな違いは、中国では、次々に漢方薬の新しい処方が生まれているのに対して、日本漢方では、ほとんど生み出されていないことです。

中国では、伝統医学に対する科学的再検討が行なわれ、１９５６年には国立の中医研究院が北京に設立され、昔からある漢方薬を科学的に検証し直すという中国漢方（中医学）の研究が飛躍的に進みました。

現在では、中国漢方（中医学）を専門に学ぶ医科大学もたくさん設立されていて、数多くの臨床研究の成果が報告されています。時代とともに進化し続け、より効果のある漢方薬が生まれているのです。

漢方薬の力の秘密

日本では、明治政府が西洋医学、とりわけドイツ医学を模範にするように決めたため、漢方薬は医学の外に追放されてしまいました。その結果、漢方薬は、民間薬としてのみ使用される時代がしばらく続いたわけです。

こうした歴史に翻弄され、抹殺されかかったにもかかわらず、それでも漢方薬が再び注目を集め、医療の分野に復活したのは、どうしてなのでしょうか。

その理由は、ひとつしかありません。「効く」からです。

西洋医学では、原因がわからなくて手が出せない疾患でも、漢方薬なら治せることが少なくありません。西洋薬のように科学的にどうして効くのかを、細胞レベルや遺伝子レベルできちんと解明されているわけではありませんが、とにかく「効く」ことだけは確かだと多くの人が体験的に知っています。

だからこそ、漢方薬は何千年にも亘って伝承され、必要とされ続けているのです。では、漢方薬の〝効く力〟の秘密は、いったいどこにあるのでしょうか。代表的なものを3つだけ紹介しましょう。

1　有害な物質の作用を打ち消す力

生薬の驚くべき治療効果は、有害物質の毒素を打ち消す作用によるものが大きいと考えられています。その力は、共存する天然成分が複雑に混ざり合うことによって発生すると言われています。

自然の中にある毒素は、かならず自然の中にある成分で中和できるというのは、自然界のひとつの法則。漢方は、その法則を経験的に活用して、不調な状態をつくり出している原因の有害物質を、無害なものに変えて、からだの調子を整えてしまうわけです。

2　天然の植物や動物、鉱物でつくられている

人類は６００万年もの昔に誕生してからずっと自然界にあるものを食べて生存し、命を育んできました。つまり、私たちのからだは、天然の物、自然界にあるものの消化吸収や代謝には慣れているということです。

一方、西洋の化学合成薬は近年になって発明されたもの。私たちの消化器官は、人工的に化学合成された物質の消化吸収・代謝には、まったくと言っていいほど慣れていないのです。

だから、西洋薬は消化器に大きなダメージをあたえ、代謝がうまくできないため

に副作用も現れるわけです。

漢方の生薬は天然そのもの。化学合成されたものではないので、胃にそれほど負担をかけません。食物と同じようにスムーズに吸収され、代謝されるので、副作用も少ないと考えられるのです。

3 相乗効果が期待できる

漢方薬は、原則的に2種類以上の生薬を配合して使います。1＋1が単純に2になるのではなく、3にも5にもなったり、かけ算になったりする効果を、生薬はたびたび生み出します。

その2種類以上の生薬が触れ合うと、それぞれの含有成分の相互作用によって、ひとつの成分の作用では考えられないような効果が現れることがあります。

また、生薬は、組み合わされる相手（生薬）によってまったく別の作用が現れることも珍しくありません。

生薬の「生きている力」が、こうした理解を超えた現象を生み出しているとしか考えられません。これが漢方薬が「効く」理由の一部。だからこそ、漢方を求める人の声がいつの時代でもやむことがないのです。

これからを長寿健康に生きるために

男性にも同じように更年期が訪れる

個人差はありますが、40歳を過ぎると多かれ少なかれ老化現象が加速してきます。40歳を超えると腸の老化も進み、腸内環境が悪化して善玉菌が減り、免疫力が低下して病気になりやすいという研究報告もあります。

血管の老化現象である動脈硬化も40歳を境に加速します。年齢的なものに加えて、積み重なるストレスでホルモンのバランスを崩しやすくなるのもこの年代です。

昔は、会社でストレスの対象になるのは上司の存在だけでしたが、今は、同僚も先輩も後輩までもストレスの対

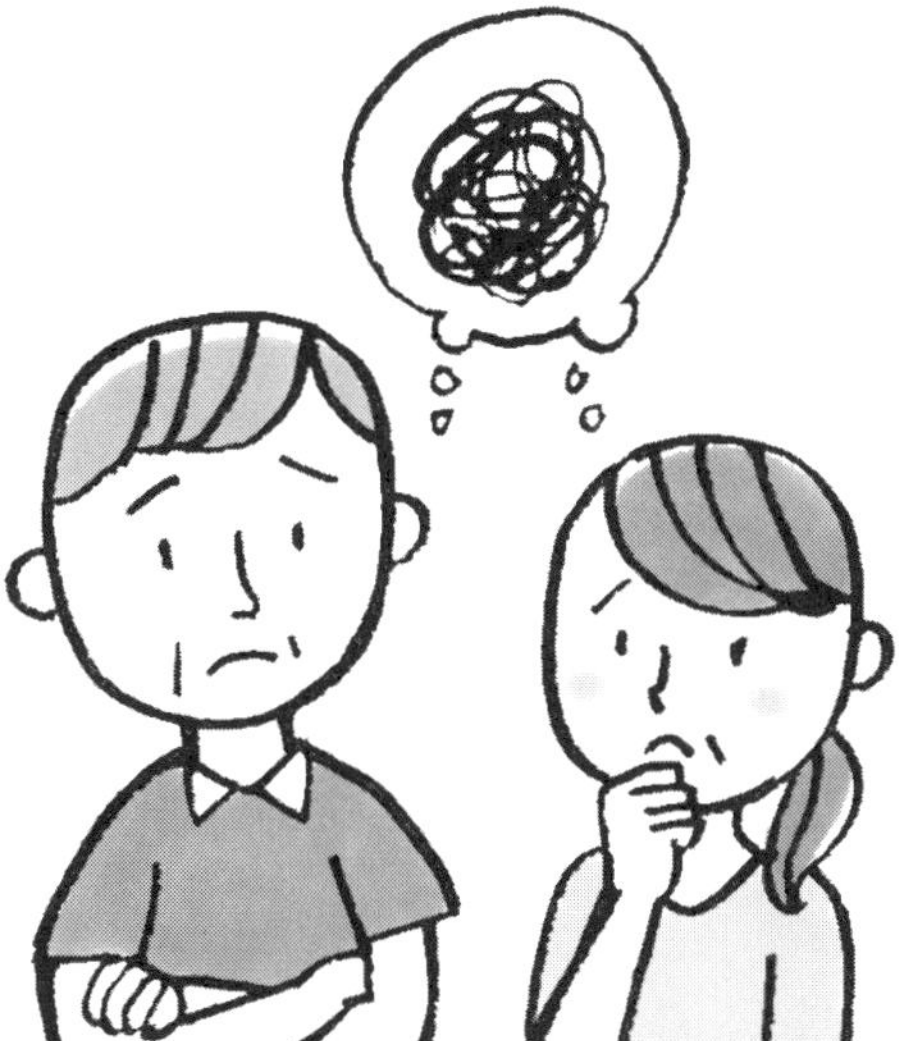

象です。おまけにサービス残業時代。からだの病気、心の病気にならない方が不思議なくらいです。

とくに女性は、45歳前後から更年期によるホルモン分泌の大きな変動があり、その影響で自律神経のバランスを乱して体調を崩す人が多くなります。

もちろん、男性にも更年期が訪れます。「なんとなく体調が悪くて疲れやすい」「のぼせたり、気持ちが落ち着かずイライラする」「不眠に悩まされている」「気分が沈んでうつっぽい」など、本人は苦痛を感じているのに、病院で検査しても原因がよく分からないというのは、40代を過ぎれば珍しい話ではありません。

重大な病気がないのなら一安心。でも、本人は、不調を抱えたままで満足の行く治療をしてもらえず、つらい日々を過ごすことになってしまいます。

こんなとき、漢方薬なら、全身の働きを整えることで不調の症状の改善を目指します。しかも、症状を抑えるだけの対症療法ではなく、根治が期待できる治療が可能なのです。

こんな漢方のメリットを少しでも知っていれば、病院で「有効な治療法がない」と言われたとしても落胆しなくてすみます。それどころか、40代半ばから起きやすいからだの不調には、漢方治療の方が相性のいい場合が少なくないのです。

高齢の親にも相性のいい中国漢方

漢方の知識を持っていただきたい理由が、もうひとつあります。高齢のご両親の健康問題です。高齢になると、老化による不調や持病で、どうしても服用している薬が多くなりがちです。

しかし、肝臓や腎臓も年とともに衰えてくるので、代謝機能が低下し、薬を分解して排泄する機能も落ちてしまいます。すると、飲んだ薬で、副作用が出やすくなってしまうのです。

からだの不調を治してよくなりたいから薬を飲んでいるのに、薬の副作用でますます体調が悪くなってしまうことが、往々にしてあるわけですね。こんなとき、副作用の少ない漢方薬を活用することが有効な手段になり得るのです。

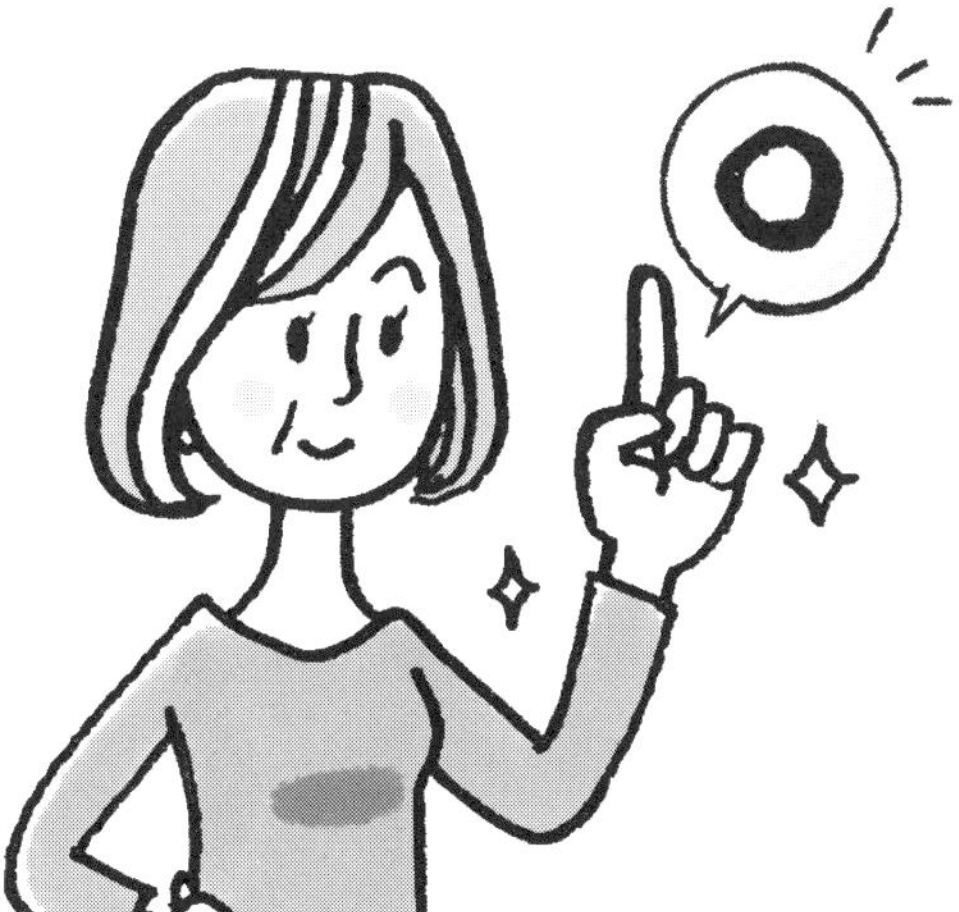

認知症介護の負担もやわらぐ

漢方はまた高齢者の認知症の問題でも期待されています。認知症の症状で家族や介護の人を困らせているのは、幻覚や妄想が激しくなったり、興奮しやすくて攻撃的になったり、徘徊したりすることです。

実は、漢方薬には、こうした認知症の症状をやわらげる効果が期待できるものがあると報告されていて、実際に、医療の現場では、認知症治療に取り入れられているのです。

たとえば、**「釣藤散《ちょうとうさん》」**は、脳の血流が悪くなることで起こる「幻覚、妄想、睡眠障害など」の改善が報告されています。

また、血流をよくする**丹参《たんじん》**という生薬を主成分にした、**「冠元顆粒《かんげんかりゅう》」**という薬も、福岡大学薬学部の藤原道弘教授らが行なった動物実験で、「虚血《きょけつ》」（一時的に血流が減少した状態）の改善によって脳の細胞死が抑えられ、記憶障害を軽減させる効果が認められたという報告があり、その効果がとても期待されています。

こうした漢方薬で認知症の症状が少しでも緩和できれば、家族や介護の人の負担もやわらぎ、日々の生活に平穏を取り戻せるのではないでしょうか。

日本人の平均寿命がどんどん伸びているのはとてもいいことですが、平均寿命と健康寿命の差は女性で12歳、男性は9歳もあって、その年月は、介護が必要だったり寝たきりになったりして、本人はもちろん、周りの家族にも負担がかかってしまいます。

認知症は、その介護が必要になる理由のほとんどを占めていて、高齢化社会の大きな問題になっています。少しでも漢方の知識を身につけて、イザという時に役立てたいものです。

かかりつけの漢方薬局をつくろう

西洋医学にも弱いところがあるように、漢方治療にも向き不向きがあります。手術が必要な病気や感染症などは、まず西洋医学の治療を優先させるべきです。

化学合成の西洋薬に比べると深刻な副作

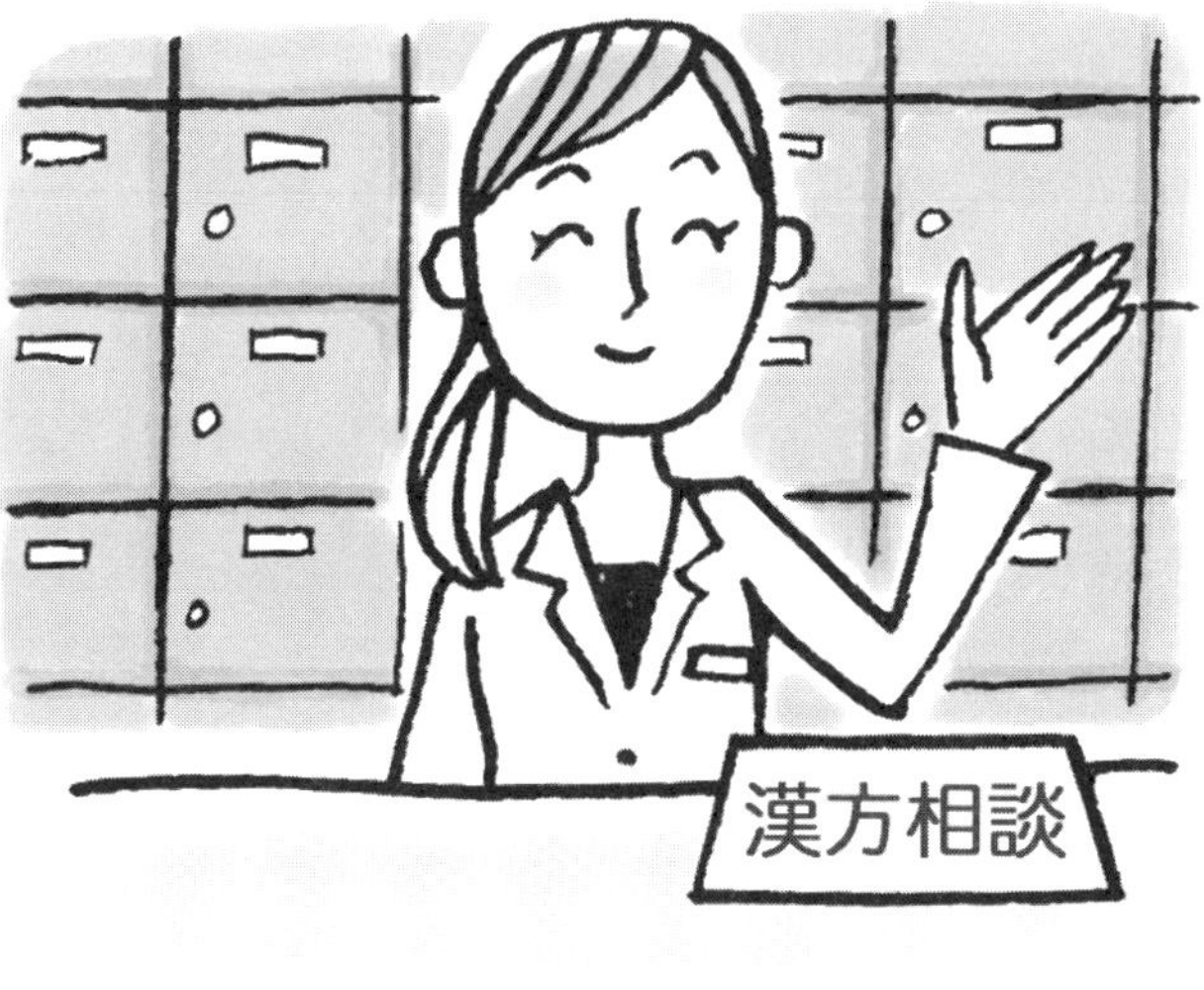

用は少ないものの、天然物の生薬といえど薬なので、まったく副作用がないわけではありません。

「かぜのひき始めに」と説明書きに記された「**葛根湯**《かっこんとう》」などは、今ではドラッグストアでも販売されていて、お菓子やジュースを買うのと同じように簡単に手に入れられますが、きちんとからだの状態、そのときの体調を把握したうえで服用しないと、かぜの種類によっては思ったような効果が得られないばかりか、からだに悪い影響を与えかねません。

漢方薬の力をうまく利用するには、漢方のことについて気軽に相談できる、かかりつけの漢方専門薬局をつくっておくことが大事です。

漢方薬局・薬店を探す

信頼できる専門の薬局で十分に時間をかけて相談し、病状に適合した漢方薬を選んでもらうことが、漢方を上手に活用する上で何より大切なことです。

本書で紹介している中国漢方を活用したい場合は、中国漢方に精通する専門家のいる漢方薬局か、中医学についてよく勉強している「日本中医薬研究会」の漢方薬局・薬店に相談すれば安心です。

「日本中医薬研究会」の漢方薬局については、インターネットを利用して探せば最寄りの薬局が簡単に見つけられます。

漢方のメリットと西洋医学のメリットを知って、上手に使い分けるとともに、かかりつけの漢方薬局を見つけておいて、気軽に漢方のことを相談できるようにする……そんな八方美人的な考え方こそが、今の時代に必要な知恵なのかもしれませんね。

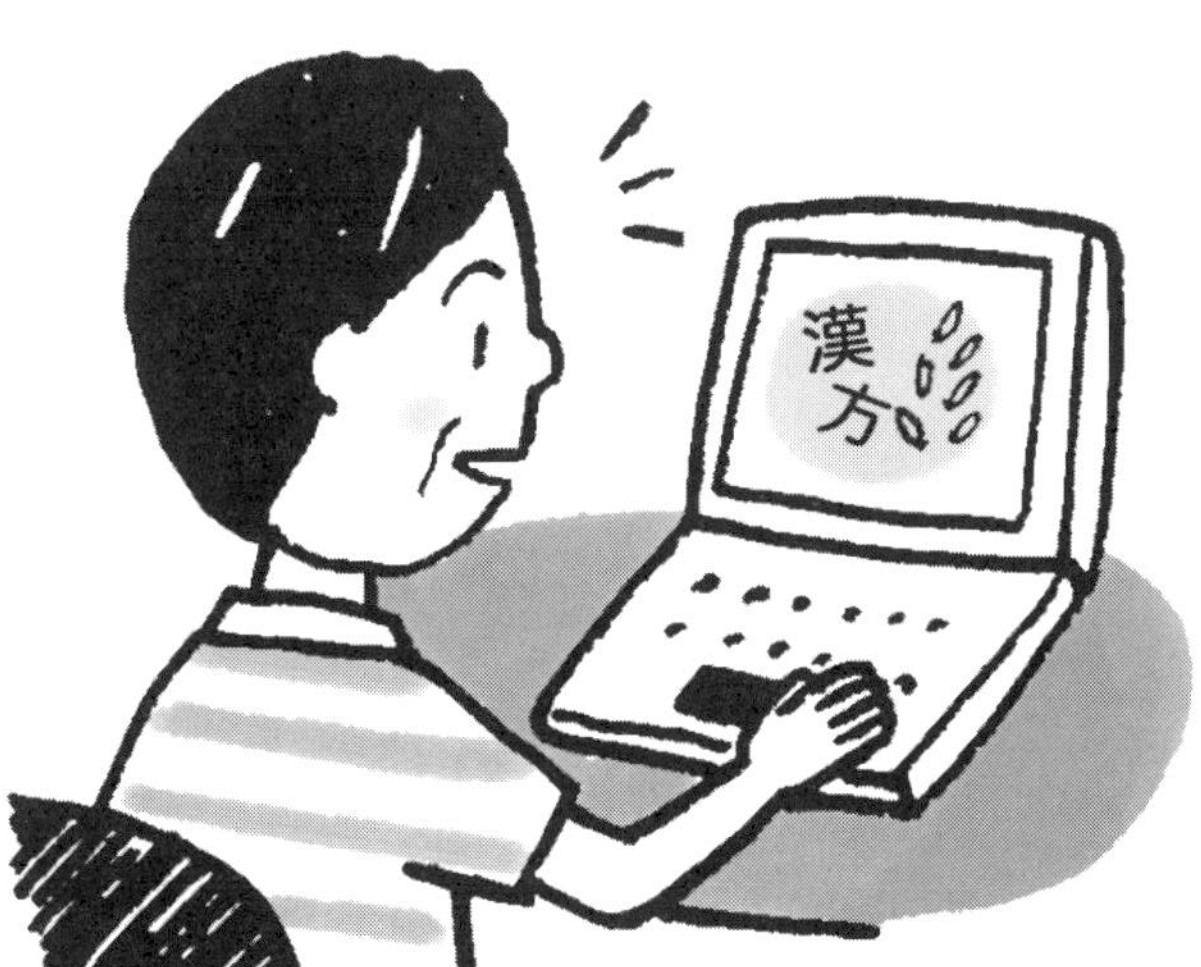

漢方の診察法と病気の捉え方

「陰陽《いんよう》」の考えかた

漢方が西洋医学と大きく違う点は、薬剤だけではありません。診断の仕方も、病気の捉え方もまったくことなります。西洋医学は、病気の原因を探し出し、それをターゲットにして治療をします。

一方、漢方は、病気を固定したものとは考えず、常に変化して動いているものとして捉え、その時のからだの状態から判断して治療をするのが特徴です。基本になっているのは、森羅万象、すべては「陰」と「陽」の2つが対になって成り立っているという「陰陽」の考えかたです。

昼と夜、電気のプラスとマイナス、膨張と収縮、拡散と融合、男と女、交感神経と副交感神経……この宇宙に存在するありとあらゆるものが陰陽の法則で成り立っているという、相対的な考え方が基本になっているのです。

漢方では、体力や体質、病気の性質・状況も考慮して治療方針を導き出しますが、ここでお話しする「四診《ししん》」という診察方法を用いて、適切な治療の方向性を決めます。

「四診」とは、その名前が示すように、4つの診察方法で構成されています。その4つの診察法とは、「望診《ぼうしん》」、「問診《もんしん》」、「聞診《ぶんしん》」、「切診《せっしん》」と呼ばれる方法です。それぞれ、何を目的に行なわれるのでしょうか。

漢方ならではの4つの診察法「四診」

「望診」は、患者さんの全体像や、からだの今の状態を観察するためのものです。舌の状態を観察するのも、この望診のひとつです。

「問診」は、症状だけでなく生活環境や日常生活、家族の状況などをヒヤリングして、患者さんのライフスタイルや、今のからだの状態につながっている背景を捉えます。

「聞診」は、患者さんの声や息づかいな

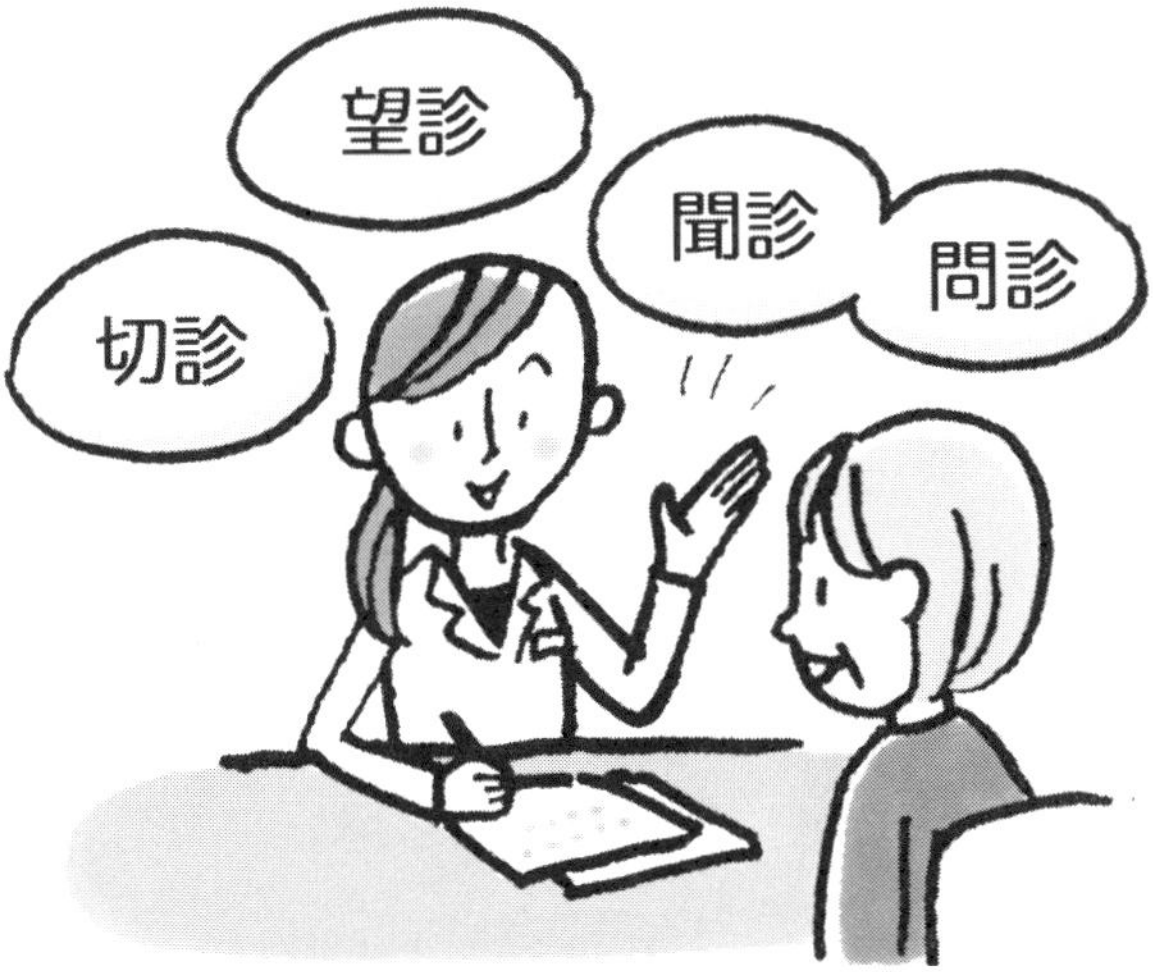

どを手がかりにして、現在の体調を把握します。
「切診」は、脈の状態をみて、からだの状態・状況を知ることです。
この4つの診察を総合的にまとめて分析し、最も適切な治療に向けて方針を立てるのが漢方の診察方式なのです。漢方では、同じ病気、同じ症状であっても、その人の今の体質や、そのときのからだの状態、生活環境の状況によって治療法が異なり、生薬の組み合わせも違ってくるわけです。

【望診】

患者さんを目で見る診察法です。顔の色、舌の色や状態、ヒフの色や状態、体格や動作などからも読み取って治療の判断材料にします。

〔髪の毛〕抜けやすくなっていると、血が足りない状態の「血虚《けっきょ》」を疑います。

〔顔色〕紅潮している場合は、熱がこもった状態、あるいは、「気血《きけつ》」が頭の方に過度に上がってしまっている状態だと考えます。蒼白い場合は、寒くて冷えている状態か、血が不足している状態です。

〔唇・歯ぐき〕色が赤黒ければ、血が汚れて流れが悪くなっている「瘀血《おけつ》」、唇が乾燥しているのは、血と水分が足りない状態です。
【　舌　】舌の先が赤く目立つ時は熱っぽい状態。紫だったり赤黒い場合は、血が汚れて流れが悪くなっている「瘀血」、舌のへりに歯形がみられたら、水分が滞っている状態だと判断できます。色や状態だけでなく舌苔もポイントになります。
【ヒフ・ツメ】ヒフが乾燥して色つやが悪ければ、血が汚れていたり、滞っている、いわゆる「瘀血」。ツメの割れがあれば、血が不足している「血虚」を考えます。
【動　作】動きが緩慢で、どこか元気がなく、つらそうな時は「気・血」が足りない状態です。

【聞診】

耳で聞いたり、鼻でにおいをかいだりして状態を探る診察方法です。声の調子や話し方、呼吸の様子や音、体臭や口臭などで情報を得ます。

【　声　】明確で話しかたに力があれば、体力がある「実《じつ》タイプ」。かぼそくて力がないのは、体力がない「虚《きょ》タイプ」です。

〔呼　吸　〕呼吸の音で肺の調子を判断します。

〔体臭・口臭〕強ければ、熱や老廃物がたまっている状態です。

【切診】

患者さんのからだに直接手を触れて、状態を探る診察法です。

〔脈　診　〕脈の速さや強弱で判断します。脈が速いと「陽」、遅ければ「陰」、反発力が強いのは体力のある「実」、弱ければ体力のない「虚」のタイプになります。

〔腹　診　〕お腹の緊張具合、押してみて痛みがあるかどうかで判断します。

※日本では、実際の診療行為にあたる場合、資格該当者しかできません。

【問診】

問診は西洋医学でも行なわれます。内容もほとんど同じようなものですが、漢方の場合は、患者さんの自覚症状を重視します。そのほか病歴や家族歴、生活状態などを質問して病気の背景を探ります。

「五臓六腑《ごぞうろっぷ》」の五臓とは

「五臓」とは、肝《かん》・心《しん》・脾《ひ》・肺《はい》・腎《じん》のこと。ただし、現代医学の解剖学的な内臓の臓器を示しているわけではありません。たとえば、漢方の「肝」は、現代医学でいう肝臓と結びつけて考えてしまいがちですが、実は、肝臓のことだけを指しているわけではないのです。

西洋医学で言えば、肝臓は、小腸から吸収した栄養素を血液とともに吸い上げ、からだに必要な成分に変えたり、有害物質を解毒《げどく》したり、消化液のひとつである胆汁の分泌などを行なっている臓器です。

一方、漢方の「肝」は、消化を助け、「血」をたくわえて全身に栄養を供給するとともに、筋肉を動かす筋や腱を支配したり、怒りの感情をコントロールしたりするもの。共通する点はあるものの、単に肝臓の臓器機能を指しているわけではないのです。

五臓の働きと体調の変化

五臓の名称	役　割	異常の場合の体調の変化
肝《かん》	気のめぐりを良くする。新陳代謝。「血」をたくわえ、栄養を全身に供給する。	ため息が多い、イライラ、怒りっぽい、頭痛、憂うつ、めまい、けいれん、目の疲れなど。
心《しん》	「血」の循環。思考と記憶。精神状態や睡眠のリズムを調節する。	動悸、精神不安、集中力・記憶力の低下、焦燥感、不眠、顔面紅潮、舌の先の赤味など。
脾《ひ》	食物の消化吸収。水分代謝。「気」「血」を生み出す。血液が血管から漏れないようにする。筋肉を充実させる。	食欲が落ちる、胃がもたれる、吐き気がする、下痢、腹部膨《ふくぶぼう》張感《ちょうかん》、だるい、慢性的に出血しやすくなる、筋力が低下する。
肺《はい》	呼吸により「気」を取り入れる。発汗。ヒフや粘膜のバリア機能を保つ。	呼吸困難、息切れ、胸の圧迫感、咳や痰《たん》、ヒフや鼻のトラブル。
腎《じん》	成長・発育・生殖機能、老化を制御する。骨や歯を強くさせ、保持する。水分代謝を調節する。呼吸機能を支え、免疫力・耐久力・判断力を維持する。	性欲減退、精神活動の低下、骨の老化、毛髪が抜ける、視力・聴力の低下、排尿障害、腰痛など。

「気《き》・血《けつ》・水《すい》」は、重要な健康のキーワード

漢方では、「気」「血」「水」の3つの要素が、からだの健康を維持するための重要な要素だと考えます。

「気」は、目に見えない生命の基本的なエネルギーのこと。元気、気力、やる気……という言葉にも表れているように、からだを動かしたり行動を起こすおおもとの力になっています。

「血」は、現代医学で言う血液と同じような働きをしていますが、漢方でいう「血」は、もっと広い意味合いを持っています。

「水」は、からだ中の細胞や組織を冷やし、潤いを与える水分の総称です。

この「気・血・水」がバランスよくスムーズに流れていれば、からだは健康な状態が保たれますが、どれかが消耗したり、流れが悪くなって滞ってしまうと未病の状態になったり、病気になってしまうのです。

「気・血・水」のバランスが崩れ、問題が生じると、**「気虚《ききょ》」「気滞《きたい》」「血虚《けっきょ》」「瘀血《おけつ》」「陰虚《いんきょ》」「痰湿《たんしつ》」**と呼ばれるような体質が現れます。

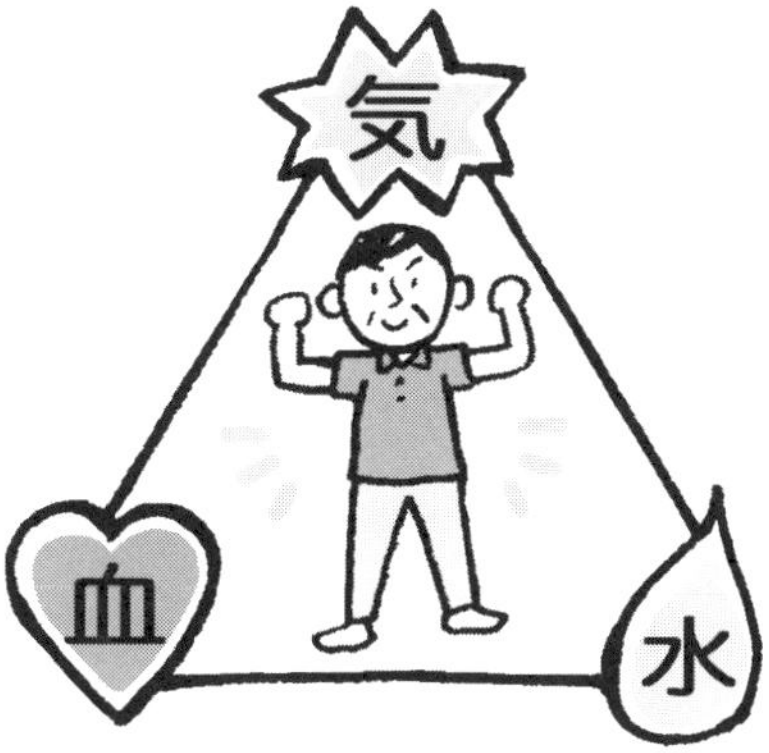

【気《き》虚《きょ》タイプ】 気が不足している状態のこと

気＝エネルギーが不足しているため、疲れやすくて元気の出ない状態が続き、倦怠感、冷えがあります。消化器や免疫機能も弱りやすくなっているので、かぜをひきやすく、治りにくいのが特徴です。舌が白くなり腫れぼったい感じがするのは、「気虚」の状態になっているシグナルだと考えられます。

次のような症状が起こりやすくなります。

- からだがだるい。疲れやすい
- 気力がわいてこない
- 食欲不振
- 下痢になりやすい
- かぜを引きやすい
- 昼でも眠気に襲われる
- 目に輝きがなくなり、声にも力がなくなる
- 脈が弱い
- 頻尿《ひんにょう》、夜間尿になりやすい

【気滞《きたい》タイプ】気が停滞してしまっている、いわゆる「気」のめぐりが悪い状態です

「気滞」になると、自律神経のコントロールがうまくいかなくなり、精神的に不安定な状態になります。憂うつな気分になったり、イライラしたり、すぐに落ち込んだりするわけです。

次のような症状が起こりやすくなります。

- ため息が多い
- 何に対しても意欲が出ない
- 頭が重かったり、ボーッとした感じになる
- のどがつまった感じがする
- 胸がつまって圧迫されているような自覚症状が現れる
- 腹部が膨れたような、膨満感がある
- ゲップやオナラがよく出る
- ガスがたまり、腹をたたくとポンポンといい音がする
- 朝の目覚めが悪く、疲れてどんよりとした気分で調子が出ない

【血《けっ》虚《きょ》タイプ】からだに栄養や酸素を運ぶ血が不足している状態

血虚タイプになる要因は、血を十分に作ることができなくなっているか、血の消費が多すぎるためです。といっても、漢方でいう血虚の概念は、西洋医学でいう貧血とは少し異なります。たとえば、血液検査で赤血球や白血球の数値が正常だとしても、それらの血球細胞の働きが悪ければ貧血と同じような症状を起こします。「血虚」とは、こうした“隠れ貧血”のような状態も含んだ、幅広い意味での血の不足をいいます。

次のような症状が起こりやすくなります。

●抜け毛や白髪
●眼精疲労やめまい、たちくらみ
●顔色が悪い
●ヒフが乾燥しやすく、カサカサしてかゆみがある
●ツメが変形したり、割れやすい
●手足のしびれ
●筋肉がけいれんしたり、こむら返りをよく起こす
●冷え性

【瘀血《おけつ》タイプ】「血」のめぐりが悪くなっている状態

血のめぐりが悪いので、ヒフ、関節、からだの末端まで栄養やホルモン、酸素が運ばれず、新陳代謝が低下して老廃物がたまりやすくなっています。「気」や「水」の異常と関連することも多く、頭痛や肩こり、さまざまな痛みの症状、アザなどができやすくなります。顔にクマやシミができやすくなるのも特徴です。女性なら月経痛や月経異常が起こりやすくなります。

頻繁に動悸が起こったり、舌が紫っぽくなっていて、舌の裏に浮き出た静脈が目立つようなら「瘀血」の状態が疑われます。

次のような症状が起こりやすくなります。

- 心筋梗塞、脳梗塞、下肢静脈瘤などの血管の病気
- 慢性肝炎や肝硬変
- 手のひらが赤い（皮下内出血が考えられます）
- 動悸や不整脈
- 頭痛や、ひどい肩こり
- 腰痛や手足の痛みやしびれ

【陰虚《いんきょ》タイプ】からだの潤いのもととなる「水」が不足している状態

このタイプの人は、やせぎみで、顔がほてって頬が赤みをおびやすいのが大きな特徴です。「水」は、「陰陽説《いんようせつ》」でいうところの「陰」に属し、陰陽のバランスを保つために、「からだを潤し、余分な熱を冷ます」という重要な役割を果たします。水が不足すると、からだに潤いがなくなり、余計な熱が生じてのぼせやすくなるのです。

女性も男性も更年期が近づくと、この「陰虚」に傾きがちになり、のぼせ、ほてり、耳鳴りなど、更年期障害特有の症状が現れやすくなります。

次のような症状が起こりやすくなります。

- 寝汗や耳鳴り、不眠
- 肌が乾燥してかゆみが生じる
- ドライアイや口の渇き
- 夕方に微熱が出やすい
- 便秘

【痰湿《たんしつ》タイプ】新陳代謝が悪くなっていて、余分な水分や脂肪分が体内にたまりやすくなっている状態

「痰湿」には、からだにたまった老廃物の意味もあり、肥満気味で体脂肪率も高めなのが体格的な特徴。むくみやすく、水太りになる傾向もあり、舌にべたっとした黄色や白いコケが付着していれば、この「痰湿タイプ」だと判断されます。また、「痰湿タイプ」には、からだが冷えている「寒タイプ」と、熱がこもっている「熱タイプ」があります。

次のような症状が起こりやすくなります。

- からだがだるくて、重く感じる
- しょっちゅう頭が痛かったり、重い感じがする
- 痰が多い
- めまいや吐き気に襲われやすい
- 下痢になりやすい
- 関節がこわばったり、腫れたりする
- むくみやすい
- 尿の回数が少なかったり、逆に多すぎたりする
- 脂質異常や糖尿病になりやすい

次の章では、こうした生活習慣病や未病といった、中高年によくある健康問題を解消するため、中高年に現れやすい代表的な症状をもとに漢方の上手な選び方、使い方を探ってみることにしましょう。

第2章

30の気になる症状
効果的な漢方薬と養生訓

※体質、症状によって複数の漢方薬を組み合わせることもありますので購入、服用の際には専門家にご相談ください。

1 かぜ

―青・赤・黄色のかぜ―

かぜの原因の多くは、コロナウイルスなどのウイルス感染ですが、たまに細菌の感染だったり、寒さやアレルギーが原因だったりすることがあります。

かぜやインフルエンザの原因ウイルスは、鼻や口から侵入すると、ものの10～15分ほどで体内に入って繁殖し始めます。家に帰ってからうがいや手洗いをしても、もはや手遅れなことが多いようです。

病院では、インフルエンザは別として、かぜのウイルスに直接効く特効薬がないため、解熱鎮痛剤などの対症療法で自然治癒を待つのが一般的です。一方の中国漢方では、かぜの症状によって**「体が冷える青いかぜ」「熱が出ている赤いかぜ」「お腹にくる黄色いかぜ」**の3つのタイプに分けて対処します。

◆かぜに効果的な漢方薬

【からだが冷える青いかぜ】

ぞくぞくっと寒気がして、水っぽい鼻水が出るのは、かぜのひき始めのサインです。このとき、のどの腫れや炎症がそれほどないようなら、からだを温めて発汗させる**「葛根湯《かっこんとう》」**が効果的です。

【熱が出ている赤いかぜ】

熱で顔が赤く、のどが痛いときのかぜ。のどが赤く腫れて痛い、鼻水や痰が黄色くなってねばり気がある。この状態には、**「銀翹散《ぎんぎょうさん》」**という有名な漢方薬がありますが、そのほかに熱を冷ます効果の高い「羚羊角《れいようかく》」という生薬を加えた**「天津感冒片《てんしんかんぼうへん》」**という効果の高い漢方薬も市販されています。

【お腹にくる黄色いかぜ】

下痢や嘔吐、食欲不振をともなう。梅雨時だったり夏に引くかぜの場合、このかぜが多くみられます。体内の余分な水分を取り除きながら胃腸の機能を高め、発汗作用によって治す**「藿香正気散《かっこうしょうきさん》」**。日本では**「勝湿顆粒《しょうしつかりゅう》」**という名前です。

※食欲がないときは、**「焦三仙《しょうさんせん》」**をあわせて飲んでください。

◆症状・効能別漢方早わかりガイド◆

体が冷える青いかぜ

・かぜのひき始めでぞくっとした寒気
・水っぽい鼻水が出る
・のどの腫れや炎症はあまりない

↓

葛根湯《かっこんとう》

125p

熱が出ている赤いかぜ

・熱で顔が赤くなる
・のどが赤く腫れて痛む
・鼻水や痰が黄色くなってねばり気がある

↓

銀翹散《ぎんぎょうさん》
天津感冒片《てんしんかんぼうへん》

138p　126p

お腹にくる黄色いかぜ

・下痢や嘔吐、食欲不振をともなう
梅雨時や、夏に引くかぜ

↓

藿香正気散《かっこうしょうきさん》・(勝湿顆粒《しょうしつかりゅう》)

125p

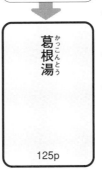

※下痢や嘔吐があまりに激しい場合は、かぜとは違う病気も考えられるので、病院で診察を受けるようにしてください。

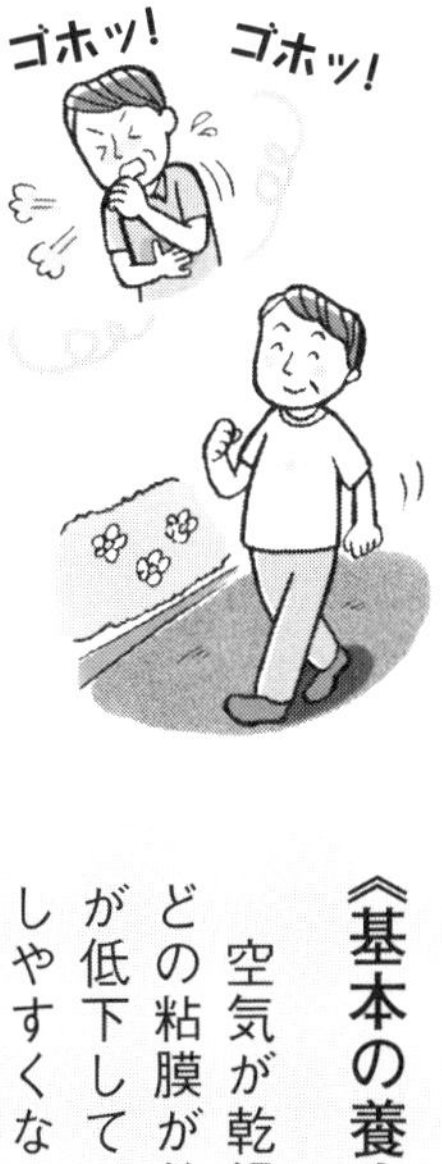

《基本の養生訓》

空気が乾燥すると、鼻やのどの粘膜が乾燥して防御機能が低下して、ウイルスに感染しやすくなるので、外出時はマスクをしたり、室内の温度や湿度を適度に保つことが求められます。

また、かぜの予防効果を高めるには、からだの免疫システムに欠かせない**ビタミンC**や、からだのエネルギーを生み出す**ビタミンB群**が必要。バランスよく栄養を摂ることと、腸内環境を善玉菌優位の健康な状態に整えて、免疫力を高めておきたいものです。

なお、中国では、「板藍根《ばんらんこん》」という生薬が、かぜの流行する季節になると、お茶がわりによく飲まれています。

頭痛

—筋肉のこりと、精神的なストレス—

慢性的な頭痛に悩まされている人のほとんどは「緊張型頭痛《きんちょうがたずつう》」と呼ばれる頭痛のようです。この「緊張型頭痛」は、頭の痛みは片頭痛ほどではありませんが、グーッと締め付けられるような圧迫感のある痛みが特徴です。要因は2つあって、筋肉のこりからくるものと、精神的なストレスによるものです。次に多いのが片頭痛で、これは男性より女性の方が3・6倍も多いといわれています。ズキンズキンと拍動するような痛みが頭の片側だったり、頭全体に起こります。この場合の痛みの原因は、血管の周囲が炎症を起こしていたり、血管が異常なほど拡張していることが考えられます。

ただし、頭痛の激しさと、原因となっている病気の重さとは必ずしも比例しないので、いつもの頭痛と違うと感じたら、医師の診断を受けてください。

◆頭痛に効果的な漢方薬

かぜをともなう頭痛には「**川芎茶《せんきゅうちゃ》調散《ちょうさん》・(頂調顆粒《ちょうちょうかりゅう》)**」、血行不良による頭痛は「**冠元顆粒《かんげんかりゅう》**」「**田七人参《でんしちにんじん》**」があります。

ストレスが多く、比較的体力がある人で、のぼせや動悸、めまい、口の渇きなどをともなう頭痛の場合は、「**黄連解毒湯《おうれんげどくとう》**」「**牛黄清心丸《ごおうせいしんがん》**」が用いられます。

体力が少し弱めで、肩こり、めまい、のぼせなどがともなう中年以降の片頭痛、緊張型頭痛には「**釣藤《ちょうとう》散《さん》**」。体力が弱まっている人で、手足の冷えや肩こり、嘔吐などをともなう場合は、「**呉茱萸湯《ごしゅゆとう》**」がお勧めです。

◆症状・効能別漢方早わかりガイド◆

症状	漢方
・かぜをともなう頭痛	川芎茶調散《せんきゅうちゃちょうさん》・（頂調顆粒《ちょうちょうかりゅう》） 136p
・血行不良による頭痛	冠元顆粒《かんげんかりゅう》 126p 田七人参《でんしちにんじん》 138p
・ストレス、のぼせ、動悸、めまい 口の渇きをともなう頭痛	黄連解毒湯《おうれんげどくとう》 124p 牛黄清心丸《ごおうせいしんがん》 128p
・中年以降の片頭痛、緊張型頭痛	釣藤散《ちょうとうさん》 137p
・体力が弱まっている人で 嘔吐などをともなう頭痛	呉茱萸湯《ごしゅゆとう》 130p

《基本の養生訓》

「緊張型頭痛」では、筋肉のこりからくる頭痛も、心因性の頭痛も、**緊張を解きほぐす**ことが解消の糸口になります。

ストレッチや軽い体操、マッサージなどで筋肉の張りを緩めたり、お風呂にゆっくり入ったり、外に出て気分をリフレッシュするように心がけてください。

ズキンズキンする片頭痛の場合は、対応する漢方を飲んで**暗めの部屋で安静**を心がけてください。

ただし、頭痛の激しさと、原因となっている病気の重さとは必ずしも比例しないので、いつもの頭痛と違うと感じたら、医師の診断を受けてください。

肩こり

—筋肉の酸欠は負のスパイラル—

長く同じ姿勢を続けていて、動こうと思った瞬間に「あいたたたっ、背中と首筋が固まっちゃった」というのは、中高年になれば珍しくもない話です。

筋肉が硬く固まってしまう肩こりは、いわば一種のストレス反応だとする科学者もいます。

ストレスによって自律神経が乱れ、からだを緊張させる交感神経の働きが優位になります。交感神経は血管を収縮させるので、肩の筋肉の血行は悪くなり、筋肉の緊張がさらに強まってしまいます。すると、こんどは血液と一緒に運ばれるはずの酸素が筋肉に運ばれなくなって、筋肉は酸欠状態になってしまい、ますます肩こりがひどくなってしまうという、負のスパイラルに陥ることになります。

◆肩こりに効果的な漢方薬

漢方では、肩こりの原因は、主に、血行不良だと考えるので、まずは、血行を改善する漢方薬がよく使われます。代表的なのは「**冠元顆粒**《かんげんかりゅう》」です。その上で、漢方は、体質や肩こりの起きている部位によって、薬が違ってきます。

くびの後ろから肩や背中にこりがあるときは、「**葛根湯**《かっこんとう》」が主に使われ、みぞおちから肋骨にかけて張りがあり、くびの両側から肩にかけてこっている場合は、「**大柴胡湯**《だいさいことう》」が用いられます。

また、月経痛のある女性の肩こりには、「**桂枝茯苓丸**《けいしぶくりょうがん》」を。腰や下半身に冷えがある人の五十肩には、「**五積散**《ごしゃくさん》」。筋肉に締まりのない人の肩こりには、「**二朮湯**《にじゅつとう》」が使われます。

体力の弱い人では、くびの後ろから肩や背中にかけてこっていて、あまり汗のでない人には「**桂枝加葛根**《けいしかかっこん》**湯**《とう》」。疲れやすくて冷え性の人の肩こりには、「**婦宝当帰膠**《ふほうとうきこう》」や「**当帰**《とうき》**芍薬散**《しゃくやくさん》」が使われます。

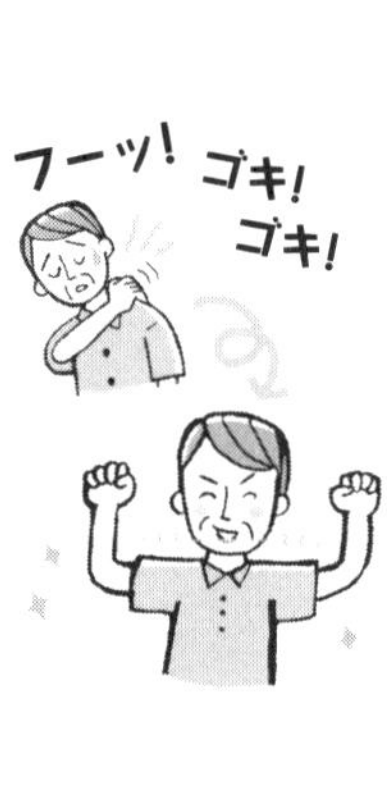

◆症状・効能別漢方早わかりガイド◆

- 血行不良の肩こり → **冠元顆粒**《かんげんかりゅう》 126p
- くびの後ろから肩や背中のこり → **葛根湯**《かっこんとう》 125p
- みぞおちから肋骨にかけての張り　くびの両側から肩にかけてのこり → **大柴胡湯**《だいさいことう》 136p
- 月経痛のある女性の肩こり → **桂枝茯苓丸**《けいしぶくりょうがん》 127p
- 腰や下半身に冷えがある人の五十肩 → **五積散**《ごしゃくさん》 129p
- 筋肉に締まりのない人のこり → **二朮湯**《にじゅつとう》 140p
- 体力の弱い人で、くびの後ろから肩や背中にあまり汗のでない人のこり → **桂枝加葛根湯**《けいしかかっこんとう》 127p
- 疲れやすくて冷え性の人のこり → **婦宝当帰膠**《ふほうとうきこう》 143p　**当帰芍薬散**《とうきしゃくやくさん》 139p

《基本の養生訓》

軽いランニングなどの全身運動でからだ全体の筋肉を動かし、**血行を促進させる**のも肩こり解消の秘訣です。

血の巡りをよくするのは、**ビタミンB6とB12**、それに**葉酸**が必要です。

ビタミンB6は、野菜、魚介類、肉類などに含まれていて、B12の方は、シジミ、アサリ、イクラ、スジコ、ハマグリの佃煮などに豊富です。

葉酸は、モロヘイヤ、パセリ、ブロッコリー、ホウレン草などの野菜や、大豆などの豆類にたくさん含まれています。

筋肉を作るアミノ酸の仲間である「クレアチン」は肉や魚に含まれています。

不眠

―不眠のつらさは4つのタイプ―

「心配事が多く、不安でぐっすり眠れない」、「不眠症で、昼間もぐったりしてしまう」「毎日、ほとんど眠れない日が続いて、うつ病のようになってしまった」……こんな不眠症の悩みを抱えている中高年の方は、意外に多いものです。

　病院で睡眠導入剤や精神安定剤薬を処方してもらっても、薬の副作用で頭痛に悩まされたり、昼間もボーッとしてしまって、薬漬けになるのが恐いと感じている人もいます。また、不眠症のタイプには、なかなか眠れない「入眠困難」、何度も目が覚める「中途覚醒《ちゅうとかくせい》」、目が覚めるとそのあと寝つけない「早朝覚醒」、眠りが浅い「熟眠障害」などがあり、いくつかのタイプが重なっていることが少なくありません。

◆不眠に効果的な漢方薬

　漢方では、夜寝るときは、昼の「陽《よう》」の状態から、夜の「陰《いん》」の状態へと徐々に切り替わって行くと考えます。この考えを基にすると、不眠には、主に4つのタイプがあり、それぞれ効果的に改善する方法があります。

　怒りっぽくて興奮しがちな人は、興奮をおさめる働きのある**「柴胡加《さいこか》竜骨牡蛎湯《りゅうこつぼれいとう》」「竜胆瀉肝湯《りゅうたんしゃかんとう》・（瀉火《しゃか》利湿顆粒《りしつかりゅう》）」**が役立ちます。

　からだがほてったり、寝汗、動悸などで慢性的な不眠になりやすい人には、**「天王補心丹《てんのうほしんたん》」**で、「陰」の不足を補うことで徐々に不眠が解消されます。

　虚弱体質だったり、倦怠感、顔や唇の色が白っぽいという人は、気（エネルギー）と「血」を補うために**「酸棗仁湯《さんそうにんとう》」「帰脾湯《きひとう》」**をよく使います。

　「陽」から「陰」へと切り替わって行くときに、からだの中の余計なものがじゃまをしてスムーズにいかないタイプの人は、サンザシが入っている**「焦三仙《しょうさんせん》」**などで消化を助けてあげると解決します。また、肥満気味で神経質の人は、からだの中にたまった老廃物や熱をとる**「温胆湯《うんたんとう》」**を飲むと快眠につながります。

◆症状・効能別漢方早わかりガイド◆

症状	漢方	ページ
・精神的に興奮して眠れないタイプ	柴胡加竜骨牡蛎湯《さいこかりゅうこつぼれいとう》	130p
	竜胆瀉肝湯《りゅうたんしゃかんとう》・（瀉火利湿顆粒《しゃかりしつかりゅう》）	145p
・神経質で興奮をおさえる力が弱いタイプ	天王補心丹《てんのうほしんたん》	138p
・からだ全体が弱く力がないタイプ	帰脾湯《きひとう》	126p
	酸棗仁湯《さんそうにんとう》	131p
・肥満気味で神経質タイプ	温胆湯《うんたんとう》	124p

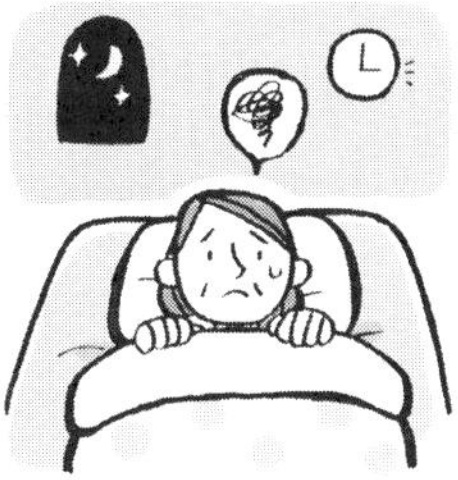

《基本の養生訓》

ストレスによる不眠は、ストレスを緩和するといわれるセロリ、三つ葉、ミントなどの香りのある食材を。

補腎《ほじん》（生命エネルギーの機能を高める）効果のある黒ごま、黒豆などの食材も。

そして、補血《ほけつ》（滋養）の働きをするレバーや黒糖などの食材を摂るようにすると、ストレス緩和につながります。

不安感に襲われてよく眠れない方は、寝る前に温めたミルクを飲むのも効果的なようです。

カルシウムはイライラや情緒不安を鎮める働きをするので、上手に取り入れるようにしましょう。

便秘
—体内に悪い物質がたくさん—

たかが便秘、されど便秘……。といわれるほど、便秘をすっきり解消するのは困難なことです。短期的に解消したとしても、また元の木阿弥状態に戻って、何日も便が出なかったりするのです。大腸に長く滞った便は、悪玉菌やバイ菌によって醗酵が進み、からだに悪い物質をたくさんつくり出します。

もし、便秘で腸の中にその便がたまっているとしたら、からだに悪いものまで血液に混ざって肝臓に送られ、それが全身に広がってしまうのです。毒素の中には、おそろしい発がん性の物質も含まれています。2〜3日に1度でも排便があれば医学的には便秘とは言わないそうですが、ただ、1週間近くお通じがない状態が続く場合は、慢性的な便秘だと判断した方がいいようです。

◆便秘に効果的な漢方薬

漢方では、腸の蠕動運動《ぜんどううんどう》が弱すぎたり、排便反射の機能がうまく働かないような便秘と、腸に潤いが不足している便秘に分けて治療します。体力があり、高血圧気味で更年期障害がある場合の便秘の解消には**「三黄瀉心湯《さんおうしゃしんとう》」**が用いられます。

月経不順や更年期障害があったり、便が固い女性には、**「婦宝当帰《ふほうとうき》膠《こう》」**が向いています。みぞおちから脇腹にかけて抵抗感のある人には**「大柴胡湯《だいさいことう》」**を。腹部が張っていて、腹痛の熱がこもっている人には**「調胃承気湯《ちょういじょうきとう》」**や**「清営顆粒《せいえいかりゅう》」**を使います。慢性便秘には**「大黄甘草湯《だいおうかんぞうとう》」**があります。

体力や胃腸の働きの低下による便秘・下痢には**「補中益気湯《ほちゅうえっきとう》・（補中《ほちゅう》丸《がん》）」**。腹部に膨満感があり、腹痛の症状がともなう場合に使われる**「香砂六君子湯《こうしゃりっくんしとう》・（健胃顆粒《けんいかりゅう》）」**などがあります。

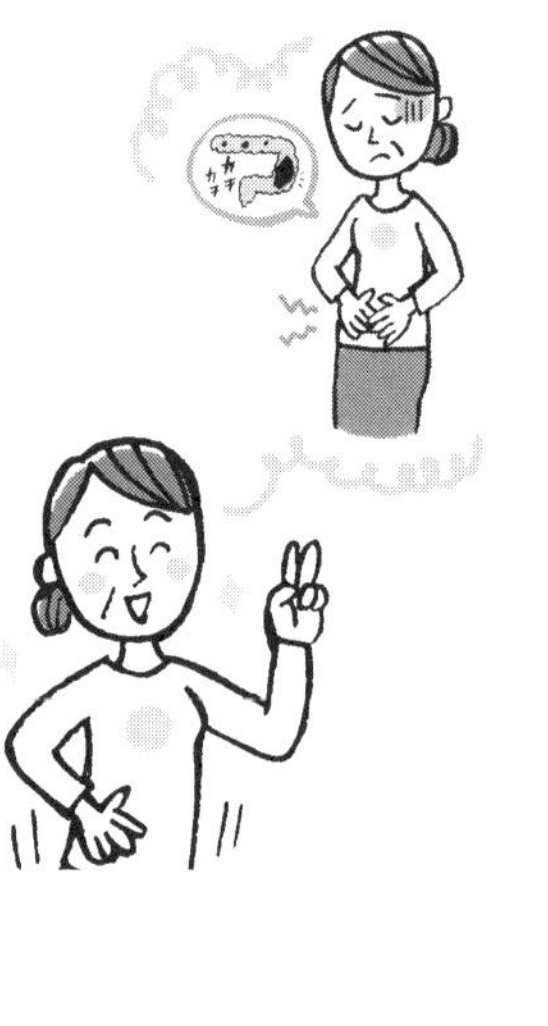

◆症状・効能別漢方早わかりガイド◆

- ・体力がある人で、高血圧気味で更年期障害がある
  → 三黄瀉心湯《さんおうしゃしんとう》 131p
- ・月経不順や更年期障害、便が固い女性
  → 婦宝当帰膠《ふほうとうきこう》 143p
- ・みぞおちから脇腹にかけて抵抗感のある人
  → 大柴胡湯《だいさいことう》 136p
- ・腹部が張っていて、腹痛の熱がこもっている人
  → 調胃承気湯《ちょういじょうきとう》 137p　清営顆粒《せいえいかりゅう》 135p
- ・慢性の便秘
  ・体力や胃腸の働きの低下による便秘・下痢
  → 大黄甘草湯《だいおうかんぞうとう》 136p　補中益気湯《ほちゅうえっきとう》・(補中丸《ほちゅうがん》) 144p
- ・腹部に膨満感がある腹痛の症状
  → 香砂六君子湯《こうしゃりっくんしとう》・(健胃顆粒《けんいかりゅう》) 128p

《基本の養生訓》

朝ご飯を食べる習慣が便秘には大事です。朝起きてから食物を胃の中にしっかり入れることが体内時計を目覚めさせ、腸の蠕動運動を活発にすることにつながるからです。もちろん、食物繊維の豊富な野菜は、毎日の食卓に欠かさないようにしたいもの。

食物繊維は、水分を吸って軟らかいゲル状になる水溶性の食物繊維を多く含む海藻やイモ類などが、便秘の解消に役立ってくれます。

運動は、排便に必要な筋肉が鍛えられる腹筋運動はもちろん、ウォーキングやサイクリングでも腸の動きを活発にすることができます。

肥満

—気の不足で水分や脂肪がたまる—

食べなくても太ってしまうのは、漢方でいう「気虚《ききょ》」が原因と考えられます。「気虚」とは、からだに必要な「気（エネルギー）」が不足している状態です。このタイプの人は、気の不足により、新陳代謝が悪くなり、体内に余分な水分や脂肪がたまりやすくなっています。また、食べたものがしっかり吸収できず、栄養を全身に運ぶことができません。

そのため疲れやすい、体力・筋力がない、風邪を引きやすい、食後に眠くなる、むくむなどといった症状が出やすくなります。

肥満のなかでも、お腹のあたりに脂肪がぶくぶくつく「内臓脂肪型の肥満」は、高血圧や糖尿病、脂質異常症、動脈硬化などの生活習慣病を引き起こす最大の要因です。さらに、肥満は、腰痛やひざの痛みの原因にもなります。

◆肥満に効果的な漢方薬

まずは、エネルギーを作り出す胃腸の働きを改善することが大切です。消化器系の機能を高めて胃腸を元気にしてくれる漢方薬、**「補中益気湯《ほちゅうえっきとう》・（補中丸《ほちゅうがん》）」**と**「香砂六君子湯《こうしゃりっくんしとう》・（健胃顆粒《けんいかりゅう》）」**を用いて胃腸の働きを改善し、不足している気を補います。肥満の人は、血行が悪くなりやすいので、血行を改善する**「冠元顆粒《かんげんかりゅう》」「田七人参《でんしちにんじん》」**などもよく使います。

また、内臓脂肪を減少させることが報告されている漢方薬には、**「防風通聖散《ぼうふうつうしょうさん》」**などがありますが、誰にでも適するわけではありません。専門家の指導のもとに使ってください。

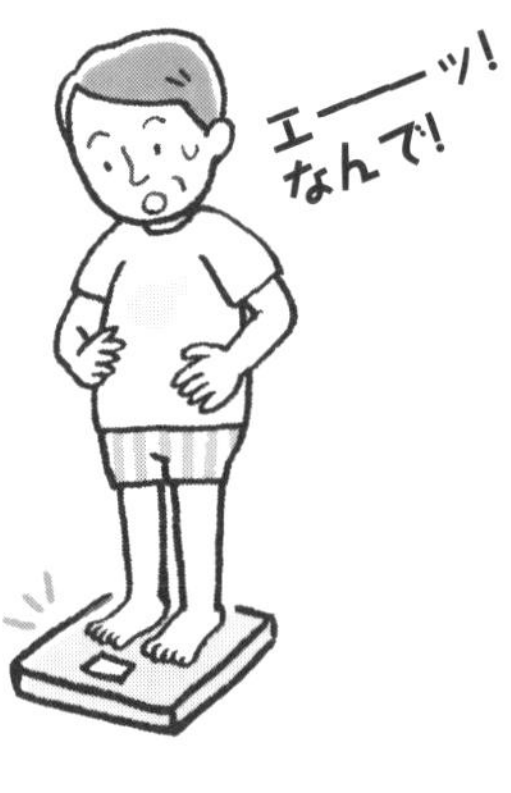

◆症状・効能別漢方早わかりガイド◆

・消化器系の機能を高める	・血行を改善する	・内臓脂肪を減少させる
補中益気湯《ほちゅうえっきとう》・（補中丸《ほちゅうがん》） 香砂六君子湯《こうしゃりっくんしとう》・（健胃顆粒《けんいかりゅう》） 128p 144p	冠元顆粒《かんげんかりゅう》 田七人参《でんしちにんじん》 138p 126p	防風通聖散《ぼうふうつうしょうさん》 143p

《基本の養生訓》

日常生活では、朝・昼・夕としっかり食事をとることがとても大切です。

食べたら太るのでは？と、心配する方もいると思いますが、３度の食事をキッチリとることでからだの代謝がよくなるのです。食材としては、次のようなものがいいでしょう。

【気を補う作用のある食べ物】
エビ、ウナギ、山芋、牛肉、鶏肉など。

【消化機能、新陳代謝をアップする食べ物】
穀類、芋類、サンザシ、きのこ類など。

また、冷えたものは胃に負担がかかるため、温かくして食べた方がいいでしょう。

疲れ目

—目の筋肉調節力の衰え—

疲れ目と呼ばれる症状は、眼球を支えている6本の筋肉が疲れた状態になる、言わば筋肉疲労です。パソコンやテレビの画面に熱中したり、読書を長時間続け、眼球が同じ位置であまり動かない状態が続くと、この眼球を支える目の筋肉が緊張したままになり、血行も悪くなり疲れてくるのです。

しかも、40代、50代になると老眼がはじまって、目の調節力も衰えてきます。

一方、高齢化社会の近年、注目を集めているのが**ドライアイ**です。これは、目を守るバリアの涙が涙腺のトラブルで不足したり、涙の成分のバランスが崩れることによって起こります。症状も、目がかすんだり、しょぼしょぼしたり、痛みを感じたり、視力が低下しやすくなったりします。

◆疲れ目に効果的な漢方薬

ＩＴ社会と高齢化社会の両方が、肩を並べて同時進行する中で増えているのがドライアイです。このドライアイで苦しんでいる人は、およそ２２００万人もいるといわれています。症状も眼精疲労とよく似ていて、目がかすんだり、しょぼしょぼしたり、痛みを感じたり、視力が低下しやすくなったりします。

漢方では、「肝」の働きが滞ると、十分な血液が目に送られなくなって、こうした症状を起こすとされています。

「肝」の働きをよくするには、飲む目薬とも言われる「**杞菊地黄丸**《こぎくじおうがん》」がよく使われます。この中に入っている枸杞子《くこし》や菊の花は、昔から明目作用があるとされています。ストレスによるものは「**加味逍遙散**《かみしょうようさん》」が代表的な漢方薬です。

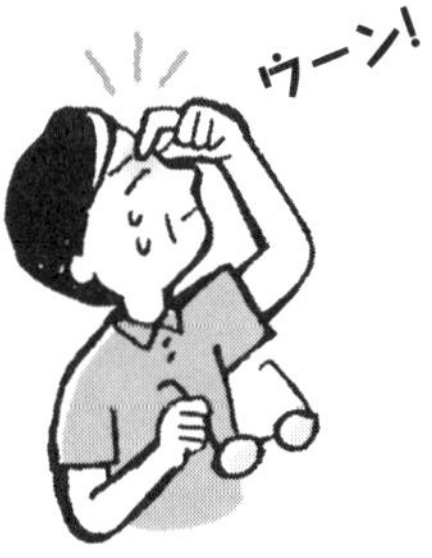

◆症状・効能別漢方早わかりガイド◆

・「肝」の働きを良くする

↓

杞菊地黄丸《こぎくじおうがん》

129p

・ストレスによる場合

↓

加味逍遥散《かみしょうようさん》

125p

《基本の養生訓》

目の回復を助ける栄養を豊富に含む食材。

ビタミンAとビタミンB群は、レバーやウナギ、豚肉、ゴマ、大豆、牛乳、鶏卵、納豆、ニンニク、若鶏の胸肉、チーズ、ブロッコリー、ホウレン草、カボチャ、エビ、アーモンドなど。

カルシウムは、乳製品、ブロッコリー、小魚、海藻類。亜鉛は、カキ、ホタテ貝、レバー、ウナギ、イワシなど。

ミネラル類は、アーモンド、カシューナッツ、落花生、玄米など。セレンは、ネギ、玄米、カレイ、ホタテ貝、バナナ、カツオ、ヒジキ、納豆など。

抗酸化作用の強い成分「アントシアニン」は、サケやイクラ、ブルーベリーなどのベリー類に含まれています。

慢性疲労

―「脾《ひ》」のエネルギー不足―

慢性疲労は、検査では異常が見つからないのに疲労感が続き、食欲がなかったりと、原因不明の疲労が長期的に続くことをいいます。病気ではないけれど、つらい症状があるというのは、漢方の得意とするところです。漢方では、慢性疲労は、主にエネルギーが不足している気虚の状態で、とくに**「脾気虚《ひききょ》」**の状態にあると判断します。

「脾《ひ》」は消化器系の働きを指し、生命の根源である「気・血」を生成する源なのです。その「脾」の機能低下がおこると、「脾」のエネルギー不足によって食物から栄養を吸収することができなくなり、からだ中に栄養を行き渡らせることができなくなってしまいます。

つまり、慢性的な疲労感は、「脾」の機能低下を知らせる合図ともいえるのです。

◆慢性疲労に効果的な漢方薬

生きて行くために大切な気や血が不足しているので、補うものが必要です。そのために、慢性疲労の治療では、次のような漢方薬を活用します。

まず、不足している「気と血」を補い、全身にエネルギーを行き渡らせるために、胃腸の働きを良くし、食欲不振や、胃下垂などを改善する**「補中益気湯《ほちゅうえっきとう》・(補中丸《ほちゅうがん》)」**を使います。

次に、「脾」の気を補って余分な水分を除去する漢方薬の**「六君子湯《りっくんしとう》」**や、気を補うことで多汗や口の渇きなど水分の代謝異常を改善する**「生脈散《しょうみゃくさん》・(麦味参顆粒《ばくみさんかりゅう》)」**を用います。

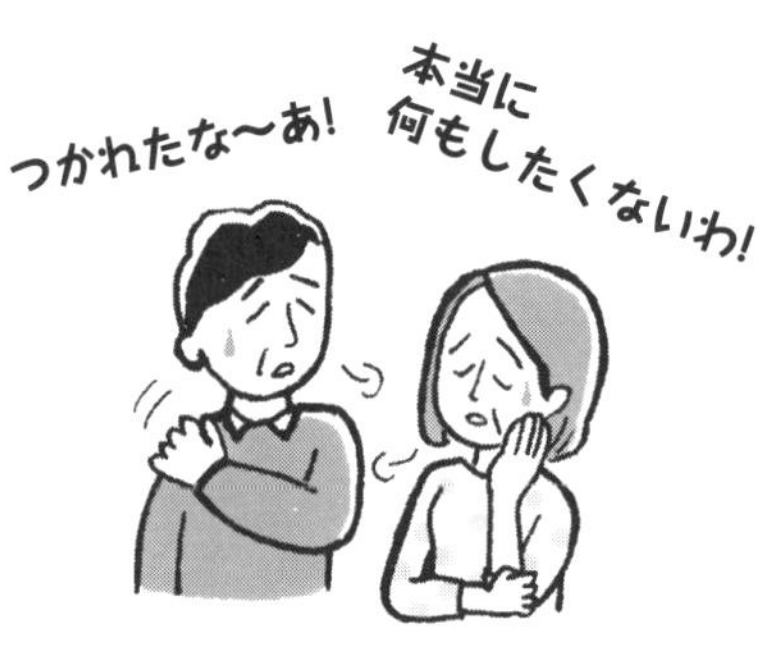

◆症状・効能別漢方早わかりガイド◆

・食欲不振や、胃下垂などを改善する

↓

補中益気湯《ほちゅうえっきとう》・（補中丸《ほちゅうがん》）

144p

・脾の気を補って余分な水分を除去する

↓

六君子湯《りっくんしとう》

145p

・多汗や口の渇きなど
水分の代謝異常を改善する

↓

生脈散《しょうみゃくさん》・（麦味参顆粒《ばくみさんかりゅう》）

134p

《基本の養生訓》

疲労を回復させるには、薬に頼るだけでなく、休息や栄養をとり、質のいい睡眠をしっかりとることが必要です。

また、疲労には、老化と同じように活性酸素がかかわっているという説もあります。カツオやマグロ、クジラや鶏の胸肉には、抗酸化作用と疲労軽減効果があるといわれています。

カリフラワー、ホウレン草、イワシ、牛乳には、栄養素をエネルギーに変える成分のコエンザイムQ10が、レモンやグレープフルーツには、生きるためのエネルギーを作り出すクエン酸回路に必要な成分が含まれています。

9 冷え性

―冷えは万病のもと―

なぜ、冷え性は女性に多いの？

女性の10人のうち7人以上が冷えで悩んでいるといわれているほど、「冷え」は、女性に多い症状ですが、冷え性の起こる理由は、末梢の血管に血行障害があるために、手足やからだが冷たくなると考えられています。

ひどい人は、真夏でも寒く感じることがあり、電車や室内の冷房がつらくて体調を崩してしまいがちです。冬は、からだが凍りつくように冷えて、なかなか温まらない女性も少なくありません。

からだが冷えると免疫力も落ちてしまいます。それが、**「冷えは万病のもと」**といわれる所以です。それにしても、どうして女性のほうが男性よりも冷え性で悩んでいる人が多いのでしょう。その理由は2つ考えられます。

ひとつは、一般的に、女性のほうが熱を発する**筋肉の量が少なく**、熱を生み出さない性質の**皮下脂肪が多い**ためです。2つ目は、**ホルモンの影響**です。

女性はホルモンの働きに敏感で、ホルモンバランスが崩れてしまうと、その影響で自律神経の働きも乱れてしまいます。

自律神経は、血管の収縮にもかかわっているので、結果として、末梢の血管に血液が行き届かなくなり、いわゆる血行障害を起こしやすいのです。

西洋医学では、「からだが冷える」という病気の概念はありません。ようするに、「冷え性」は、病院に行っても何も解決しないということです。

一方、漢方では、**「からだの冷え」は、体質を知るうえで重要な判断材料**になるため、はるか昔から研究されつくしてきました。具体的には、「冷え」を引き起こす要因を主に次のような4つのタイプに分類し、それぞれに合った漢方薬を選んで治療をします。

「冷え」の4つのタイプ

【瘀血《おけつ》】
血流が悪くなっているため、からだの熱となる気血が運ばれにくくなっている状態。

【気滞《きたい》】
ストレスなどで気の流れが停滞している状態。

【気虚《ききょ》と血虚《けっきょ》】
熱を発するための気や血が不足している状態。気と血の両方が足りないことから、「気血両虚」ともいいます。

【陽虚《ようきょ》】
からだを温める力が不足している状態。

◆冷え性に効果的な漢方薬

〔瘀血による冷えの場合〕

普段から、肩こりや頭痛のある方は、血流が悪くなっていることが「冷え」の要因になっていると考えられます。

こうした「冷え」の場合には、血行を良くしてサラサラにするための活血薬《かっけつやく》である「**冠元顆粒《かんげんかりゅう》**」「**桂枝茯苓丸《けいしぶくりょうがん》**」などで、血流を促しながらからだを温めるようにします。

〔気と血の不足による冷えの場合〕

貧血や立ちくらみ、疲れやだるさを強く感じている人は、からだの栄養源である血液が少なく、からだの元気を維持するための「気」も不足している状態だと考えられます。

とくに女性にとって血液は大切な栄養源。常に補充しておくことが理想的です。

「**婦宝当帰膠《ふほうとうきこう》**」「**参茸補血丸《さんじょうほけつがん》**」「**帰《き》脾湯《ひとう》**」「**十全大補湯《じゅうぜんだいほとう》**」などで気血を補う必要があります。

〔気が滞って起こる冷えの場合〕

ストレスを感じやすかったり、イライラしやすい人、お腹の張りや便秘に悩まされている人が「冷え」の症状もある場合は、気の巡りがスムーズにいかなくなって停滞している「気滞《きたい》」の状態が疑われます。

気と血はクルマの両輪のように、互いに連動した動きをするため、気の流れが停滞すると血の流れも停滞し、血行不良によって冷えが生じるのです。

このような場合は、「**逍遥丸《しょうようがん》**」や

「舒肝丸《じょかんがん》・開気丸《かいきがん》」などで、気の循環を整えることも冷えの対処法のひとつです。

〔からだを温める力が不足している冷えの場合〕

疲れやすかったり、風邪をひきやすい人。背中のあたりがいつも寒く感じたり、胃腸の調子が崩れやすく下痢になりやすい人。むくみやすく、腰痛もある人。こうした症状がいくつかある人は、からだを温める力が不足した「陽虚《ようきょ》」の状態だとされています。

　この陽虚の人は、五臓の「腎」の働きが不足した状態で外からの「寒」の影響を受けやすく、簡単に冷えが生じてしまい胃腸機能の低下も招きます。これが気血の流れに悪影響を与え、冷えの症状はますます悪化してしまいます。

「八味地黄丸《はちみじおうがん》」「参馬補腎丸《じんばほじんがん》」などの漢方薬により、胃腸とともにからだを温めて〝陽気の力〟を強める必要があります。

　冷え性は、生活習慣からくるという側面があるため、生活習慣の改善である程度の予防改善が可能です。

　あたり前のことが多いですが、習慣にすることで改善効果は高まります。

あたり前習慣の実践

- 1日3食バランスよく食べる
- 早寝・早起きの実践でスッキリ
- ぬるめのお湯に長めに浸かり血流を良く
- 襟首、手首、足首を冷やさない
- クーラーの効いた所では薄着は注意
- 毎日適度な運動、ウォーキングを行う
- お酒や、タバコは控える

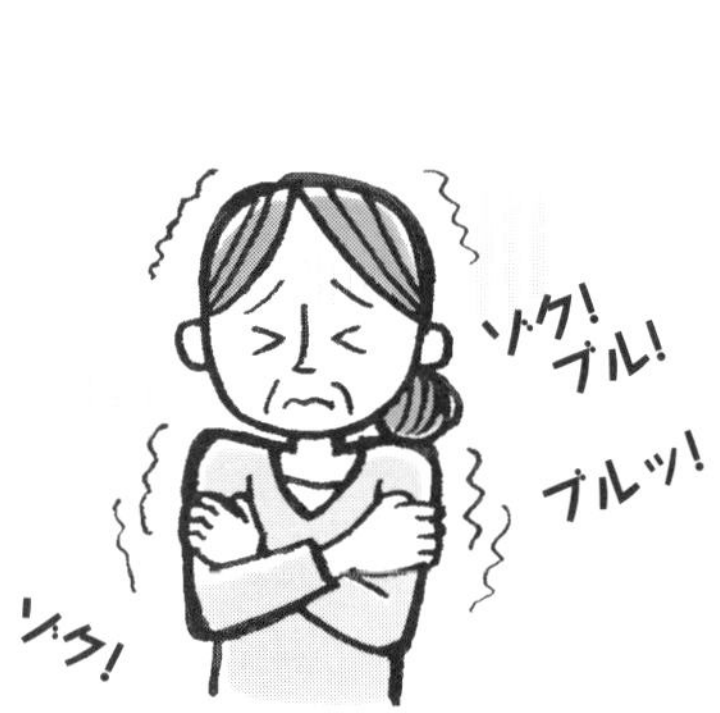

◆症状・効能別漢方早わかりガイド◆

・肩こりや頭痛のある冷え

→ 冠元顆粒《かんげんかりゅう》　桂枝茯苓丸《けいしぶくりょうがん》

127p 126p

・気と血の不足による冷え

→ 婦宝当帰膠《ふほうとうきこう》　参茸補血丸《さんじょうほけつがん》　帰脾湯《きひとう》　十全大補湯《じゅうぜんだいほとう》

133p 126p 131p 143p

・気が滞って起こっている冷え

→ 逍遥丸《しょうようがん》　舒肝丸《じょかんがん》・(開気丸《かいきがん》)

134p 134p

・からだを温める力が不足の冷え

→ 八味地黄丸《はちみじおうがん》　参馬補腎丸《じんばほじんがん》

134p 141p

《基本の養生訓》

食物にも「熱・温・平・涼・寒」という5つの性質があります。

熱・温性の食物には、おなじみのショウガを始め、ニンニクやニラ、山椒、トウガラシ、ネギ、シナモンなどがあり、薬味やスパイスになっているものは、一般的に血行をよくする働きがあります。

牛肉や羊肉、エビ、山芋、豆などは、胃腸を温め、気血を生み出す食材です。

からだを温める力が足りなくなっている「陽気不足」の冷えの場合は、こうした食材を多めに摂るようにしてください。生のまま食べるのではなく、スープや鍋物、温野菜など、火を通した料理を毎日の習慣にするといいでしょう。

花粉症
―機能低下がバリアを弱くする―

漢方は、花粉症などのアレルギー体質の改善も得意分野にしています。

花粉症といえば、まずは鼻の症状ですが、この鼻の症状は、臓器の働きと深くかかわっています。くしゃみ、鼻水、鼻づまりといった鼻の不調は、実は鼻だけの問題ではなく、体内のバランスの崩れとつながっているのです。

肺の働きが正常のときは、嗅覚も正常で、鼻もすっきりした健康状態になっています。肺の機能が低下すると、バリアが弱くなり、花粉の影響を強く受けてしまうのです。

花粉症の症状をやわらげるためには、こうした「体内の不調」に目を向け、きちんと改善していくことが大切です。

体内の「気」を充実させる基本は、「肺」と「脾胃」（胃腸）の働きを良くすること。「気」は呼吸で取り込まれる清気と、食事からとる栄養をもとに生み出されます。そのため、強い肺でしっかり呼吸をし、元気な胃腸によって栄養を十分に吸収することができれば、花粉を寄せ付けることのない「気の充実したからだ」を保つことができるのです。

◆花粉症に効果的な漢方薬

花粉症で水っぽい鼻水や、くしゃみが止まらない場合は、**「小青竜湯《しょうせいりゅうとう》」**がよく使われます。

ただし、麻黄成分が含まれる漢方薬は、高血圧の人や心臓病のある人は特に注意です。鼻づまり、黄色い鼻水の場合は**「鼻淵丸《びえんがん》」**を。体質改善には、肺の機能を高め、バリアを強くする**「玉屏風散《ぎょくへいふうさん》・（衛益顆粒《えいえきかりゅう》）」**や、**「八仙丸《はっせんがん》」**などが使われます。

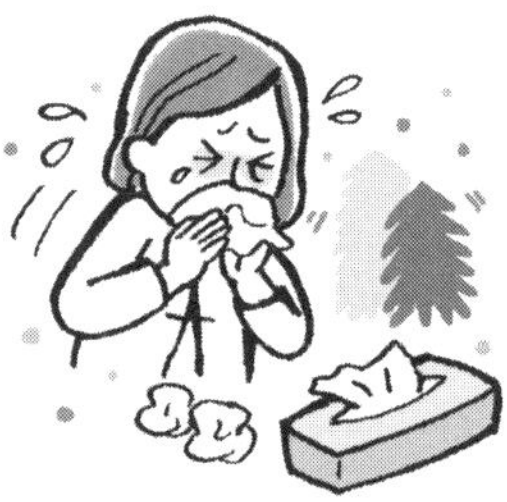

◆症状・効能別漢方早わかりガイド◆

症状	漢方
・水っぽい鼻水やくしゃみが止まらない場合	小青竜湯《しょうせいりゅうとう》 133p
・鼻づまり、黄色い鼻水の場合	鼻淵丸《びえんがん》 142p
・肺の働きを高めバリア機能をアップ	玉屛風散《ぎょくへいふうさん》・(衛益顆粒《えいえきかりゅう》) 126p 八仙丸《はっせんがん》 141p

《基本の養生訓》

疲労感、倦怠感、胃もたれ、食欲不振、軟便、手足の冷え、顔色が悪いなどの症状のある人は、花粉症がますますひどくなってしまいます。食によって養生することが大切です。体力をつける食材としては、コメ、大豆製品、山芋、カボチャ、豚肉、鶏肉、インゲン豆、棗《なつめ》、リンゴなど。

肺が弱い人で、息切れをする、風邪をひきやすい、呼吸器が弱い、空咳、のどや鼻の乾燥、汗が出やすい、顔色が蒼白いという症状のある方は、肺を保ち、肺を養う白キクラゲ、ユリの根、レンコン、カブ、オクラ、ハチミツ、梨、豚、手羽先などがお勧めの食材です。

11

女性の更年期

—女性の3分の2以上に発症—

女性は、更年期に入ると、卵巣から分泌される女性ホルモン（エストロゲン）の量が減ってきます。すると、このことが自律神経をつかさどる脳の中枢に影響を及ぼし、自律神経失調症（自律神経の交感神経と副交感神経のバランスが崩れた場合に起こる症状）を引き起こします。

これが女性特有の更年期障害のさまざまな不調を引き起こしてしまうと考えられています。自律神経失調症によって発症する症状でよく見られるのは、「ホットフラッシュ」と呼ばれる顔ののぼせやほてり、異常な発汗などです。

この症状は、閉経した女性の3分の2以上に認められ、長期間続く場合もあります。最近は、うつの症状を訴える女性も多く、更年期の女性の約4割を占めているそうです。

◆女性の更年期に効果的な漢方薬

ホットフラッシュ、イライラ、不安、不眠など、女性の更年期障害によくある症状は、西洋医学では自律神経失調によるものだと診断されますが、漢方では主に「肝《かん》」「腎《じん》」と「心《しん》」の働きの異常によるものと考えます。「肝」は、血液をたくわえ、気のめぐりをコントロールする働きをしていて、「腎」はホルモンの分泌やホルモンバランスの維持を司り、「心」は、精神活動に関わります。まずは、「肝血」を補い、神経の高ぶりをしずめる作用のある薬を使います。

「肝血」を補うには**「婦宝当帰膠《ふほうとうきこう》」**を。この漢方薬は血液を補い、血のめぐりをよくする働きがあります。

神経の高ぶりをしずめるには**「知柏地黄丸《ちばくじおうがん》・（瀉火補腎丸《しゃかほじんがん》）」**を用います。口が渇いてしようがない、ヒフや粘膜が乾燥しやすい、ドライアイで困っている……といった潤い不足の症状には、**「八仙丸《はっせんがん》」「杞菊《こぎく》地黄丸《じおうがん》」**などが使われます。

◆症状別漢方早わかりガイド◆

・血を補いめぐりをよくする	・神経の高ぶりをしずめる	・乾燥しやすい潤い不足
↓	↓	↓
婦宝当帰膠《ふほうとうきこう》	**知柏地黄丸《ちばくじおうがん》・（瀉火補腎丸《しゃかほじんがん》）**	**八仙丸《はっせんがん》** **杞菊地黄丸《こぎくじおうがん》**
143p	137p	129p　141p

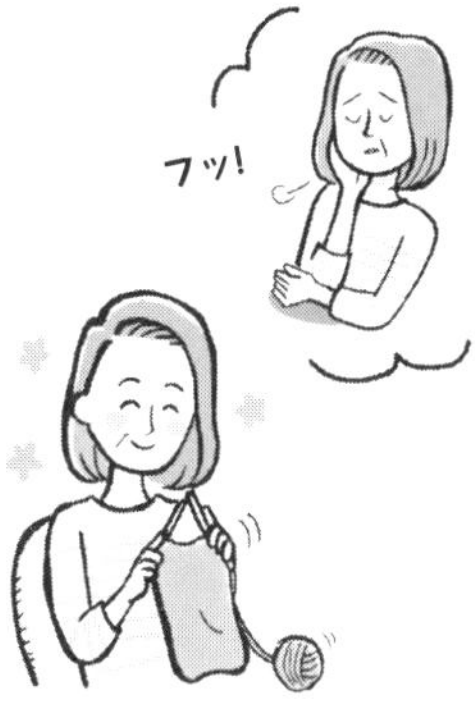

《基本の養生訓》

女性ホルモンを整えるために、エストロゲン様物質を含む大豆、豆腐、豆乳、味噌などを適度に摂取すると良いと言われていますが、必要以上に多く摂取すると子宮筋腫などの疾患を引き起こすこともあると報告されています。

からだにいいからといって、どんなものでも摂りすぎは禁物です。何か一つの食品をたくさん摂れば安心ということはありませんので、バランスの良い食事を心がけて下さい。

更年期の対策には、症状・体質によって漢方薬は様々ですので、漢方薬局でじっくり相談してみるといいでしょう。

12

男性の更年期

—女性とよく似た不快な症状—

更年期障害といえば、「閉経」を迎える女性だけのものだと考えられていました。ところが、40代、50代の男性にも女性とよく似た不快な症状が起こることが分かってきたのです。

男性の更年期障害の症状としては、動悸、肩こり、のぼせ、顔のほてり、手足のしびれ、頭痛、頻尿、残尿感、多汗、冷え性などが現れ、性機能がガクンと下がり、倦怠感、無気力、不眠、うつになる人もいます。

男性更年期障害の特徴的な症状として、頻尿、残尿感など、前立腺の症状がよく見られます。前立腺は、男性ホルモン（テストステロン）の影響を受けやすい臓器で、男性ホルモンの量が激変すると、前立腺にも大きな影響が及びます。

◆男性の更年期に効果的な漢方薬

昔から、漢方では「腎」の研究が盛んに行われており、その理論を利用し、今日の生活に役立ててきました。「腎」の働きを整える漢方薬は、症状やからだの状態に合った使われかたをしています。男性更年期障害でよく使われる漢方薬は次の通りです。

男性の更年期における泌尿器の症状には、「**八味地黄丸**《はちみじおうがん》」「**牛車腎気丸**《ごしゃじんきがん》」などが使われます。「**柴胡加竜骨牡蛎湯**《さいこかりゅうこつぼれいとう》」は、ストレスによる勃起障害、うつ症状に用います。「**加味逍遥散**《かみしょうようさん》」は、体質虚弱、イライラや精神不安などの人に用いられます。

このほかにも、冷えてやる気がわかなくてだるい時には「**参馬補腎丸**《じんばほじんがん》」、「**刺五加**《しごか》（シベリア人参）」。肩こり・頭痛には「**冠元顆粒**《かんげんかりゅう》」。のぼせ・寝汗には「**知柏地黄丸**《ちばくじおうがん》・（**瀉火補腎丸**《しゃかほじんがん》）」。動悸・息切れは「**天王補心丹**《てんのうほしんたん》」が使われます。

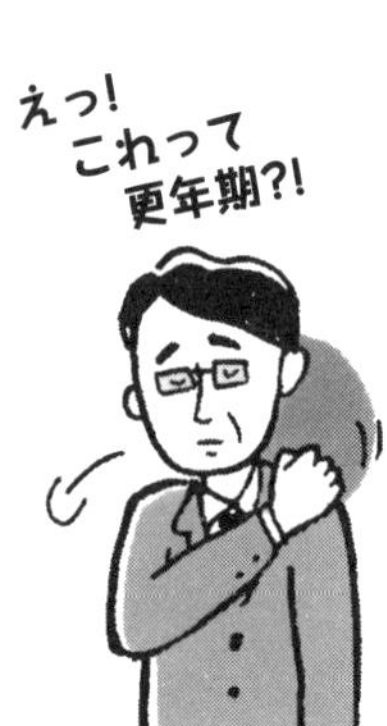

◆症状・効能別漢方早わかりガイド◆

症状	漢方	ページ
・泌尿器の症状	八味地黄丸《はちみじおうがん》 141p 牛車腎気丸《ごしゃじんきがん》	129p
・ストレスによる勃起障害、うつ症状	柴胡加竜骨牡蛎湯《さいこかりゅうこつぼれいとう》	130p
・体質虚弱、イライラ、精神不安	加味逍遥散《かみしょうようさん》	125p
・冷えてやる気がなくてだるい	参馬補腎丸《じんばほじんがん》 刺五加《しごか》(シベリア人参)	132p 134p
・肩こり、頭痛	冠元顆粒《かんげんかりゅう》	126p
・のぼせ、寝汗	知柏地黄丸《ちばくじおうがん》・(瀉火補腎丸《しゃかほじんがん》)	137p
・動悸、息切れ	天王補心丹《てんのうほしんたん》	138p

《基本の養生訓》

「腎」の衰えは、生活習慣が乱れると進行しやすくなります。しかも、男性ホルモンの急激な減少にはストレスがかかわっている場合が少なくないといわれています。

解消するには、生活習慣の乱れを修正し、リラックスすることがとても重要なキーワードになります。食事と睡眠は規則正しくとり、適度な運動をして、気分をリフレッシュするように心がけてください。それで、少し足らない所は漢方薬などで症状を改善して、更年期の時期を乗り切ることが大切です。

ホルモンバランスの乱れは、不規則な生活で助長されることを、くれぐれも忘れないように。

13

腰痛・関節痛

—巡る「気血」の悪さの症状—

日本人の4人に1人、3000万人以上が腰痛で悩んでいると言われています。ひざやひじなどの関節、首や肩の痛みで苦しんでいる人を合わせれば、どれだけの人が「痛み」に苦しめられているのかわからないほどです。

腰痛の85%以上は原因不明

現代医学では、こうした「痛み」の原因についてはほとんど解明されていません。腰の痛みをひっくるめて「腰痛」と呼んでいますが、その痛みの原因がわかるのは15%にも満たないと言われています。

つまり、一般の整形外科では、腰痛の85%以上は原因がわからないのです。椎間板ヘルニアが腰痛の原因の代表選手のように言われていた時代もありましたが、実際には、椎間板ヘルニアが腰痛の直接的な原因であることは少なく、関係していたとしても、腰椎が横に曲がっていたり、すべり症や脊柱管狭窄症《せきちゅうかんきょうさくしょう》が重なっているなど、複合的な要因が合わさって痛みを引き起こしていることが多いようです。

「気血」の流れの悪さ

しかし、それも腰痛の原因の少数派で、ほとんどは、ひじの痛みと同じように、腰の筋肉が何らかの理由で炎症を起こしていて、それが痛みを引き起こしていると考えられています。

漢方では、腰痛や関節痛など痛みの症状を総称して、**「痺証《ひしょう》」**という病気の範囲に属すとされます。

この「痺」には、「詰まって通じず」といった意味があるので、「痛み」は体内を巡る**「気血」の流れの悪さ**によって引き起こされる症状だと考えられています。さらに、腰痛や関節痛には、からだの内と外に原因があるとしています。

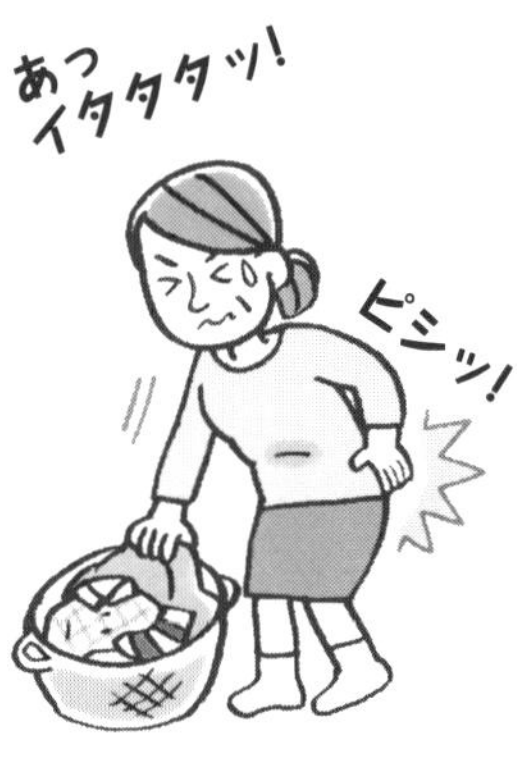

【からだの中の原因】

血液の流れが悪い、いわゆる「瘀血《おけつ》」の状態であること。また、老化や慢性病などによる「血虚《けっきょ》」や「気虚《ききょ》」、「腎虚《じんきょ》」などが素因になります。

【からだの外の原因】

からだを冷やす「風《ふう》」、「寒《かん》」、「湿《しつ》」の三大素因（邪といいます）が挙げられます。

この三邪《さんじゃ》が、血行不良を起こさせる元凶だというのです。

この体内の原因と外から受ける原因の2つによって、腰や関節が固まった状態、あるいは腰痛・関節痛が引き起こされているのです。

とりわけ腎の不足した状態の「腎《じん》虚《きょ》」が、腰や関節の痛みに影響を及ぼすとされています。

先天の精と後天の精

漢方でいう「腎」は、西洋医学でいう腎臓の機能のほかに、生殖機能、ホルモン、中枢神経系や造血などを担うと捉えられています。加えて、骨の発育や歯など骨格の形成にも関与していると考えられています。

「腎」には、「先天の精」と「後天の精」があります。両親から授けられた生まれもって備えている先天的なものが「先天の精」、食生活や生活習慣などから後天的に備わるのが「後天の精」です。

しかしながら、この腎の機能は両方とも老化によって衰えていきます。例えば、女性は、閉経の平均年齢の49歳頃から、男性なら56歳頃から著しく機能が低下するといわれているのです。

この「腎」の衰えにより、骨や関節や軟骨がもろくなり、その周りの筋も衰えて、腰痛やさまざまな関節痛が出てくるわけです。

〈腰痛・関節痛の改善ポイント〉

●血の巡りを良くするための体質改善

●からだを冷やさないようにする

●「腎」の働きを改善する

◆腰痛・関節痛に効果的な漢方薬

「腎」は冬の季節と関連があります。腎の働きは冬の寒さによって弱り、傷つきやすくなるのです。そして「手足が冷たい、腰が冷える、オシッコが近い、気力がない」など、冷えをともなう腎陽虚《じんようきょ》と呼ばれる諸症状が出てきます。

こんな時は、からだを温める「補陽薬《ほようやく》」をよく使います。代表的な漢方の「補陽薬」としては、「**参茸補血丸**《さんじょうほけつがん》」や「**牛車腎気丸**《ごしゃじんきがん》」「**参馬補腎丸**《じんばほじんがん》」「**八味地黄丸**《はちみじおうがん》」などが挙げられます。

他にも、腰痛や筋肉痛などによく効く「**疎経活血湯**《そけいかっけつとう》・(**散痛楽楽丸**《さんつうらくらくがん》)」や、関節痛や神経痛に有効な「**独活寄生湯**《どっかつきせいとう》・(**独歩顆粒**《どっぽかりゅう》)」が使われます。

血流が悪くなっている「瘀血《おけつ》」が要因の関節痛の場合は、代表的な漢方薬は「**冠元顆粒**《かんげんかりゅう》」です。

からだの外の要因として考えられる「湿《しつ》」が原因の場合は、体内から余分な水分を外に排出する漢方薬を使用します。代表的な漢方薬には、「**防已黄耆湯**《ぼういおうぎとう》」「**越婢加朮湯**《えっぴかじゅつとう》」があります。

腰痛、関節痛の痛みを我慢しないで、まずは漢方薬局で相談することが、つらい痛みの呪縛を解く重要なカギのひとつになるはずです。

長く続くようなら、別の重大な病気のサインということも考えられます。

その場合は、他の病気が隠れているかもしれません。病院で画像検査をしてもらうようにしてください。

腰痛から考えられる主な病気

- 急性腎盂腎炎
- 尿管結石
- 子宮筋腫
- 子宮頸がん
- 腹部大動脈瘤

関節痛から考えられる主な病気

- 膠原病《こうげんびょう》
- 多発性筋炎・皮膚筋炎
- 心不全
- 骨肉腫
- 化膿性関節炎

◆症状・効能別漢方早わかりガイド◆

症状	漢方	ページ
・冷えをともなう痛み	参茸補血丸《さんじょうほけつがん》	131p
	牛車腎気丸《ごしゃじんきがん》	129p
	参馬補腎丸《じんばほじんがん》	134p
	八味地黄丸《はちみじおうがん》	141p
・腰痛や筋肉痛	疎経活血湯《そけいかっけつとう》・（散痛楽楽丸《さんつうらくらくがん》）	136p
・関節痛や神経痛	独活寄生湯《どっかつきせいとう》・（独歩顆粒《どっぽかりゅう》）	140p
・血流が悪くなっている関節痛の場合	冠元顆粒《かんげんかりゅう》	126p
・「湿」が原因の場合	防已黄耆湯《ぼういおうぎとう》	143p
	越婢加朮湯《えっぴかじゅつとう》	124p

《基本の養生訓》

軽い運動を毎日続けることは、腰痛や関節痛の予防にもなります。腰や関節を支えている筋肉の力を保つことにつながるからです。腰痛の85％以上は、腰の筋肉や筋の炎症による痛みです。

「腰や肩が固まった！」という場合も、腰や肩の筋肉が血行不良に陥り、炎症を起こしかけている状態なので、軽い運動やストレッチで筋肉をほぐしてあげることが大事なポイントになるのです。

姿勢の悪さも腰痛に悪影響を及ぼすといわれています。重たいものを長時間持つ時は、持つ手を定期的に変えるなどして、からだにゆがみが生じないように気をつけてください。

14

坐骨神経痛《ざこつしんけいつう》

—西洋医学の苦手な分野—

「坐骨神経」は、太ももの足の筋肉をコントロールしている神経で、脳からの運動指令を足の筋肉に伝え、歩いたり、走ったり、からだのバランスをとる働きをしています。

「坐骨神経痛」は、この坐骨神経が何らかの原因によって圧迫されたり、刺激されることで起こる痛みやしびれのこと。

病気の名前ではなく、症状の総称として「坐骨神経痛」と呼ばれているのです。

多くの場合、お尻から太ももの後ろ側、すねや足先にかけて痛みやしびれが現れ、麻痺《まひ》や痛みがひどくて歩けなくなることもあります。

主な自覚症状として、

- ●いつも、おしりに痛みやしびれがある。
- ●太ももの外側や裏、ふくらはぎ、かかとなどに痛み、しびれが続いている。
- ●足が激しく痛み、歩けない。
- ●腰を動かすと、足の痛みが激しくなる。
- ●痛みやしびれ以外にも、冷感やだるさがある。

この坐骨神経痛や腰痛などの治療は西洋医学の苦手な分野で、整形外科でも痛み止めやブロック注射で一時的に痛みを緩和する程度のことしかできません。

◆坐骨神経痛に効果的な漢方薬

坐骨神経痛を漢方で治療する場合は、腎の働きを整える補腎薬《ほじんやく》の、**「参馬補腎丸《じんばほじんがん》」**や気血を巡らし邪気を追い払う**「疎経活血湯《そけいかっけつとう》・(散痛楽《さんつうらく》楽丸《らくがん》)」**などの薬を使います。また、温めて風湿を取り除いて鎮痛し、気血を補い補腎する16種の生薬を使った**「独活寄生湯《どっかつきせいとう》・(独歩顆粒《どっぽかりゅう》)」**などがあります。鍼灸との併用もお勧めです。

◆症状・効能別漢方早わかりガイド◆

・腎の働きを整える ・気血を巡らす	・温めて風湿を取り除き、気血を補う
↓	↓
参馬補腎丸《じんばほじんがん》 134p 疎経活血湯《そけいかっけつとう》・(散痛楽楽丸《さんつうらくらくがん》) 136p	独活寄生湯《どっかつきせいとう》・(独歩顆粒《どっぽかりゅう》) 140p

※実際には、漢方薬は種類が多いので、服用には、漢方の専門家に相談することをお勧めします。

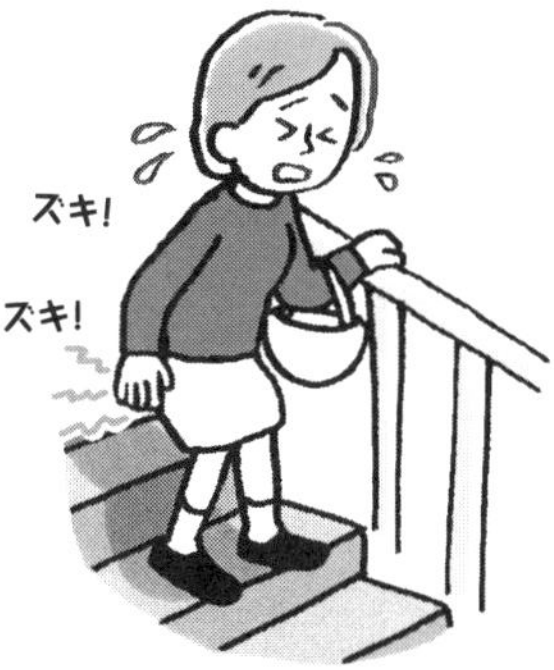

《基本の養生訓》

坐骨神経痛は、腰痛とは無関係で、お尻の筋肉をケアしていかなければ改善しません。立ち仕事よりも長時間座って仕事をする人の方が坐骨神経痛になりやすいといわれる根拠は、お尻の筋肉に体重をかけ続けるダメージが坐骨神経痛につながることが多いからです。そのため、いかにお尻の筋肉に負担をかけないようにするかが、痛みの緩和の重要なポイントになります。

・ドーナツのような形の丸いクッションを使う
・お尻の筋肉をいったん冷やしてから温める
・背中や腰、太ももの軽いストレッチが痛みをやわらげる

痛風

―ある日突然強烈な痛みが―

　何らかの原因で尿酸がからだの中にたまり、それが結晶になって関節に入り込むと、からだの防御をしている白血球が反応して、激しい関節炎を起こすことで発症します。痛風が起きる前には尿酸値が高い状態が長期間続きます。この状態は「高尿酸血症」と呼ばれていて、治療をしないで放置したままにしていると、ある日突然、足の親指の関節が腫れて、強烈な痛みに襲われるのです。発作的に起こる痛みは、1～2週間でしだいに治まりますが、油断をしていると、再び激痛発作が起こることが多いようです。

　これを繰り返していると、関節の痛みだけではなく、腎臓機能の悪化につながったり、尿路結石を引き起こす人も少なくありません。

◆痛風に効果的な漢方薬

　漢方では、胃腸が弱く、からだに「湿《しつ》」（余分な水分）や「熱《ねつ》」をためやすい人がなりやすい傾向があるとされています。痛風の発作が起こる場合は、**「竜胆瀉肝湯《りゅうたんしゃかんとう》・（瀉火利湿顆粒《しゃかりしつかりゅう》）」「桂枝加芍薬湯《けいしかしゃくやくとう》」**を。痛みがさらに強いときには、鎮痛作用が強く手足の関節の痛みに効果を発揮する生薬の「附子《ぶし》」や「海風藤《かいふうとう》」などを用います。

　また、慢性期で痛みの発作がおさまったあとの体質改善として、胃腸の弱っている脾虚《ひきょ》タイプは、胃腸を整え、からだの中の余分な「湿」を取り除く**「参苓白朮散《じんりょうびゃくじゅつさん》・（健脾散《けんぴさん》）」**や**「防已黄耆湯《ぼういおうぎとう》」**などを使います。

　下腹部の熱を冷まし、尿道を滑らかにして利尿効果を高める**「猪苓湯《ちょれいとう》」**もよく使われます。

※長いあいだ患っていると、尿酸の結晶によって血管の壁が徐々に傷つけられていくので、血液の巡りをよくする**「冠元顆粒《かんげんかりゅう》」**を併用する場合もあります。

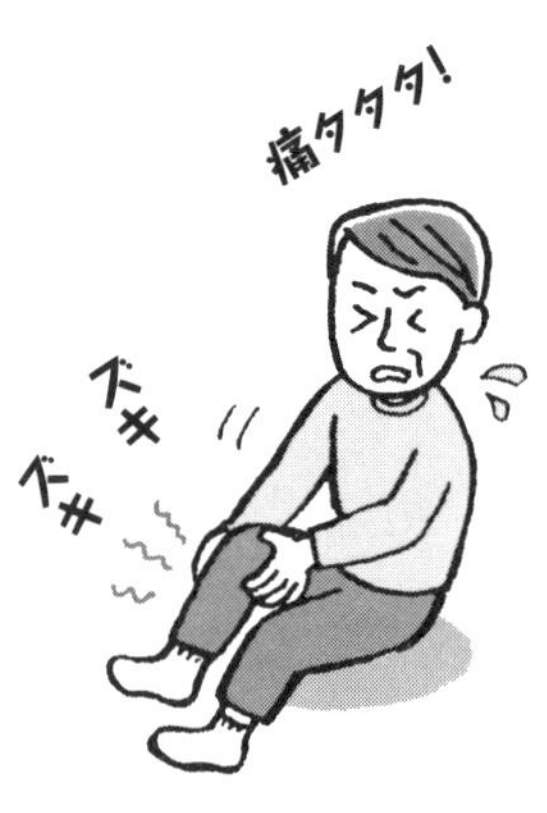

◆症状・効能別漢方早わかりガイド◆

症状・効能	漢方	ページ
・痛風の発作	竜胆瀉肝湯《りゅうたんしゃかんとう》・(瀉火利湿顆粒《しゃかりしつかりゅう》)	145p
	桂枝加芍薬湯《けいしかしゃくやくとう》	127p
・慢性の痛風の体質改善	参苓白朮散《じんりょうびゃくじゅつさん》・(健脾散《けんぴさん》)	135p
	防已黄耆湯《ぼういおうぎとう》	143p
・利尿効果を高める	猪苓湯《ちょれいとう》	137p

《基本の養生訓》

痛風の原因を作り出す「プリン体」と呼ばれる成分が多く含まれているのは、ビールなどのアルコール類の他に、肉類、干し椎茸、鶏レバー、マイワシの干物、煮干し、大正エビ、豚レバー、牛レバーなど。

逆に、プリン体が少ないのは、ソバ、スパゲッティー、ジャガイモ、サツマイモ、レタス、ホウレン草、キャベツ、ニンジン、トマト、ワカメ、コンブなどです。

なるべく野菜や海藻を多く摂るようにして、血液を弱アルカリ性に保つように心がけたいものです。また、お酢には尿酸を減らす作用があり、徐々に痛風の発作が少なくなるといわれています。

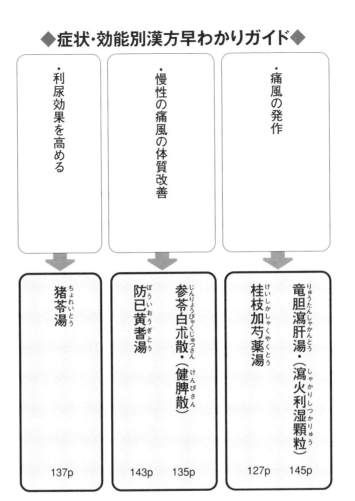

気になる症状 16

関節リウマチ

―治療しないと関節の変形をきたす―

関節リウマチは、おもに関節の内側に炎症とともに腫れや痛み、こわばりなどの症状を起こします。その症状が長く続いた結果、関節の内面を覆っている滑膜《かつまく》という膜が炎症を起こして腫れあがり、進行すると軟骨や骨が壊れ、関節が変形してしまう病気です。

原因は、まだはっきりとは分かっていませんが、遺伝による体質にウイルスなどの刺激が加わって、免疫に異常が生じて起こる「自己免疫疾患」のひとつと考えられています。治療をしないままでいると、関節内部の破壊が進み、関節の形が変わって動かなくなり、日常生活にも支障をきたすようになります。身体的にも精神的にもとてもつらい病です。

◆関節リウマチに効果的な漢方薬

漢方では、関節リウマチは「痺証《ひしょう》」の部類として捉えます。「しびれる」と書く「痺《ひ》」という字には、「詰まる・通じない」という意味もあり、老化や体力低下などで弱った関節に、冷えや湿気が影響し、気・血の流れが詰まった状態だと考えるのです。

「冷えで痛みが悪化する」関節リウマチは、「痛む箇所が決まっている」、「刺すような痛みがある」、「冷えると痛みが増し、温めると緩和する」などが特徴です。

漢方薬は、経絡を通し痛みの症状をやわらげる食用蟻や**「独活寄生《どっかつきせい》湯《とう》・（独歩顆粒《どっぽかりゅう》）」**を用います。

湿（余分な水分）の停滞によって関節リウマチの諸症状が現れるタイプの場合、「関節が腫れて重い感じがあり、決まったところに痛み（固定痛）がある」、「雨の日など湿度の高い日に悪化する・からだがだるい」、「ヒフにしびれがある」などが特徴です。

腫れや関節の痛みをやわらげる**「防已黄耆湯《ぼういおうぎとう》」**などがお勧めです。

◆症状・効能別漢方早わかりガイド◆

・冷えで痛みが悪化する

↓

独活寄生湯《どっかつきせいとう》・（独歩顆粒《どっぽかりゅう》）

140p

・「湿」の停滞で症状が現れる

↓

防已黄耆湯《ぼういおうぎとう》

143p

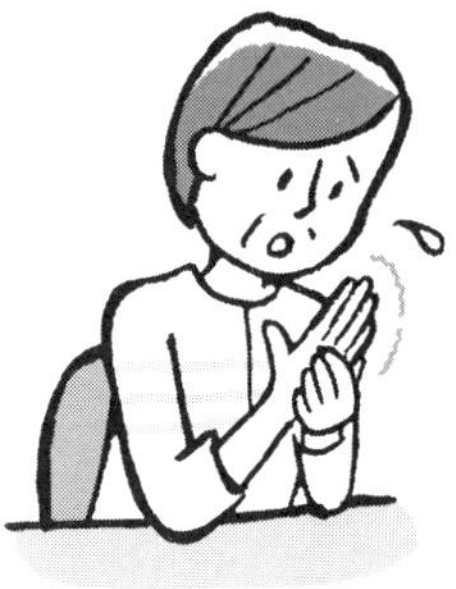

《関節リウマチの診断》

次の4項目以上に当てはまり、朝のこわばりや、両手の指の痛みに悩まされるようになったら、早めに専門医に相談してください。

—チェック項目—

□朝のこわばりが1時間以上あり、それが6週間以上続く

□3個所以上の関節に炎症による腫れがあり、6週間以上続く

□手の指の第2関節、または指の付け根の関節、手首の関節に炎症による腫れがあり、6週間以上続く

□左右対称の関節に炎症による腫れがあって6週間以上続く

□X線写真で手の関節に異常がみられる

□血液検査でリウマチ反応が陽性である

□ひじやひざに皮下結節（ヒフにできる中サイズの発疹）がみられる

17

骨粗鬆症《こつそしょうしょう》

—年々増加！ 患者の8割は女性—

骨粗鬆症を起こす因子は、「内的因子」と「外的因子」があります。

「内的因子」には、3つがあります。閉経で女性ホルモンが減少すると、骨量が急激に減少する「ホルモン因子」。加齢とともに腸管からのカルシウムやビタミンDの吸収が減少する「加齢因子」。家系や人種、民族によって骨粗鬆症を起こしやすかったり、起こしにくいなどの「遺伝因子」です。

「外的因子」も、3つあります。カルシウムやビタミンDの摂取量が少ない食生活が影響する「栄養因子」。運動不足による「運動因子」。陽にあたることが少なく体内でのビタミンDの産生低下や、喫煙の習慣でカルシウムの吸収が悪くなっている「生活習慣」に起因するものです。

◆骨粗鬆症に効果的な漢方薬

漢方では古来、骨と「腎」の関係を重視してきました。漢方でいう「腎」とは、腎臓のことだけではなく、泌尿器や生殖器官など、内分泌代謝の総称を意味します。その漢方の教えに、「腎」が生命エネルギーの根本である「精」を蓄え、「腎の精」が「髄《ずい》」をつくり、「髄」は「骨」を養い育てるというものがあります。

要するに、骨を丈夫にするには、まず「腎」を元気にする必要があるということです。そのためには、**「八仙丸《はっせんがん》」**や**「参馬補腎丸《じんばほじんがん》」**などがよく使われます。

骨粗鬆症によって骨や関節が痛い場合は、**「独活寄生湯《どっかつきせいとう》・（独歩顆粒《どっぽかりゅう》）」**を用い、血行不良の人には、**「冠元顆粒《かんげんかりゅう》」**を、胃腸虚弱の人は**「補中益気湯《ほちゅうえっきとう》・（補中丸《ほちゅうがん》）」**を補腎薬と一緒に使います。

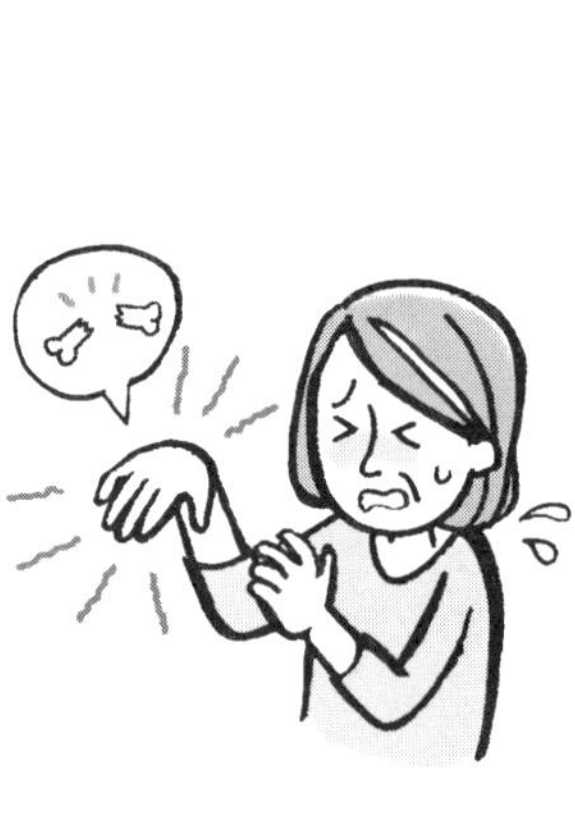

◆症状・効能別漢方早わかりガイド◆

・「腎」を元気にする
↓
八仙丸《はっせんがん》
参馬補腎丸《じんばほじんがん》
134p 141p

・骨や関節が痛い
↓
独活寄生湯《どっかつきせいとう》・(独歩顆粒《どっぽかりゅう》)
140p

・血行不良の人
↓
補腎薬《ほじんやく》と
冠元顆粒《かんげんかりゅう》
126p

・胃腸虚弱の人
↓
補腎薬《ほじんやく》と
補中益気湯《ほちゅうえっきとう》・(補中丸《ほちゅうがん》)
144p

《基本の養生訓》

好きなものだけしか食べないような食生活を改めることが大切です。

牛乳や大豆食品、緑黄色野菜などで、カルシウムはもちろん、カルシウムの吸収を助けてくれるビタミンDを摂ることが重要です。

また、ビタミンKは、骨を作るのに大事なビタミンなので、葉菜類、植物油、豆類、海藻類、魚介類、チーズや納豆を積極的に摂るようにしてください。

軽い運動などで、骨にある程度の負荷をかけるようにすることも大事なポイントです。ウォーキング、ジョギング、エアロビクスなどが骨密度の低下を防ぐといわれています。

めまい
―ストレスや、睡眠不足も原因に―

「目がぐるぐる回って立っていられない」「からだがフワフワして、ふらついてしまう」……ひどいめまいは、横になっていても自分の周りが回転しているようで、仕事どころではなくなってしまいます。

めまいには、大きく分けて「周囲が回るように感じる回転性のめまい」、「からだがふらつくような浮動性のめまい」、「立ち上がったときに襲われる立ちくらみのめまい」という3つのタイプがあります。

回転性のめまいは耳に原因があることが多く、浮動性のめまいは血圧や貧血、自律神経の乱れなどが疑われます。立ちくらみは、立った瞬間に脳が低血圧状態になることが関係しています。たいがいの場合、病院で検査してもらっても明らかな病気がみつかるわけではなく、根本的な治療法も見つからないのが現状です。

◆めまいに効果的な漢方薬

水分の代謝が悪く、ぐるぐる回転する回転性のめまいや立ちくらみには「**苓桂朮甘湯**《りょうけいじゅつかんとう》」や「**五苓散**《ごれいさん》」などが使われます。フワフワする浮動性のめまいで、冷えや下痢がある人には「**真武湯**《しんぶとう》」や「**参苓白朮散**《じんりょうびゃくじゅつさん》・(**健脾散**《けんぴさん》)」が用いられます。

また、胃腸が弱く吐き気をともなう人には「**半夏白朮天麻湯**《はんげびゃくじゅつてんまとう》」を、血の循環が悪くなっている人には「**冠**《かん》**元顆粒**《げんかりゅう》」「**当帰芍薬散**《とうきしゃくやくさん》」などの漢方薬が選択肢になります。「血虚」の冷え、立ちくらみには「**婦宝当帰膠**《ふほうとうきこう》」がお勧めです。

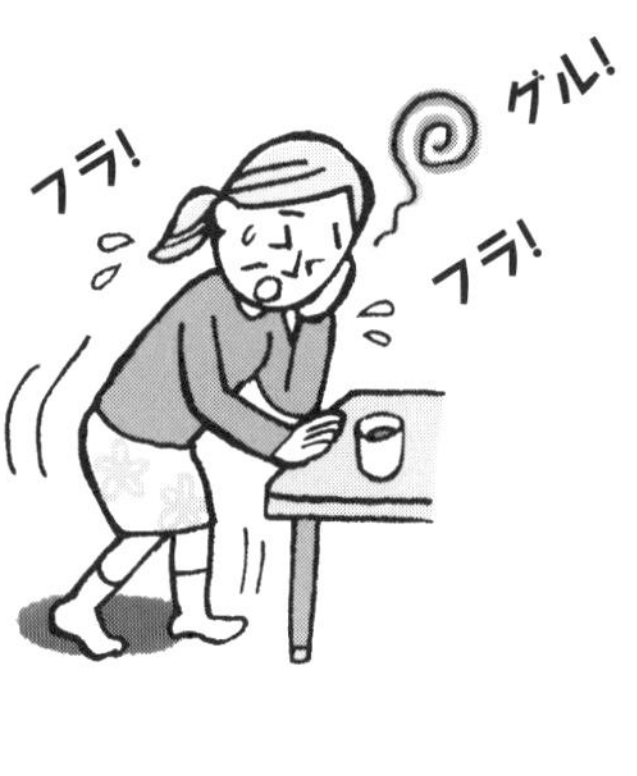

◆症状・効能別漢方早わかりガイド◆

症状	漢方	ページ
・回転性のめまいや立ちくらみ	苓桂朮甘湯《りょうけいじゅつかんとう》 五苓散《ごれいさん》	130p 146p
・冷えや下痢がある人のめまい	真武湯《しんぶとう》 参苓白朮散《じんりょうびゃくじゅつさん》・(健脾散《けんぴさん》)	135p 135p
・胃腸が弱く吐き気をともなう	半夏白朮天麻湯《はんげびゃくじゅつてんまとう》	142p
・血の循環が悪くなっている	冠元顆粒《かんげんかりゅう》 当帰芍薬散《とうきしゃくやくさん》	139p 126p
・血虚で冷え、立ちくらみがある	婦宝当帰膠《ふほうとうきこう》	143p

《基本の養生訓》

めまいの多くは、ストレスや疲れ、睡眠不足などが関与して、自律神経の乱れなど、からだに何らかの異常をもたらしていることが原因と考えられます。

めまい予防の心がけとして、「睡眠や休息を十分とる」ことや、ストレスをなるべく避けるようにしたり、適度の運動で心とからだをリラックスさせ、「気分をリフレッシュさせる」ことが大切です。

とくに、周囲がぐるぐる回るようなひどい回転性のめまいを起こす人は、几帳面で仕事も人一倍頑張っている仕事人間タイプが多いようです。少しペースを落として、スローライフを心がけるようにした方がいいかもしれませんね。

耳鳴り

—休みなく続く苦痛がつらい—

自分の周りで何も音がしていないはずなのに、「ジーン」「キーン」という音が本人だけに聴こえてしまう症状が耳鳴りです。病院で検査をしても原因がハッキリ分からないことが多いのですが、「病気が原因で起こる耳鳴り」、「生理的に起こる耳鳴り」、「ストレスで起こる耳鳴り」の3つのタイプがあるようです。

病気が原因の耳鳴りには、中耳炎・内耳炎など。めまいや難聴の症状を起こすメニエール病、脳や聴覚神経の腫瘍、脳動脈硬化症、更年期障害、高血圧と低血圧、自律神経失調症などのほかにも、耳管の周囲にある筋肉が原因だという説もあるなど、さまざま考えられています。

◆耳鳴りに効果的な漢方薬

漢方の場合、西洋医学と違って、耳鳴りの症状の対症療法ではなく、耳鳴りをする体質の改善を目的にしています。体質改善することで、結果的に耳鳴りの症状を軽減させていくのです。

耳鳴りでは「**耳鳴丸**《じめいがん》」が有名ですが、そのほかにも、神経の興奮を鎮めてくれる「**柴胡加竜骨牡蛎湯**《さいこかりゅうこつぼれいとう》」、血流を改善する「**冠元顆粒**《かんげんかりゅう》」、水分バランスを整える「**苓姜朮甘湯**《りょうきょうじゅつかんとう》」が主に用いられます。

また、体力のある人で、高血圧にともなう耳鳴りには「**降圧丸**《こうあつがん》」「**釣藤散**《ちょうとうさん》」が、のぼせ、めまい、頭痛、動悸、精神不安をともなう耳鳴りには「**女神散**《にょしんさん》」が使われます。

体力が中程度の人には、「**加味逍遥散**《かみしょうようさん》」「**七物降下湯**《しちもつこうかとう》」、体力のない人には、「**刺五加**《しごか》」（シベリア人参）、「**帰脾湯**《きひとう》」が用いられます。

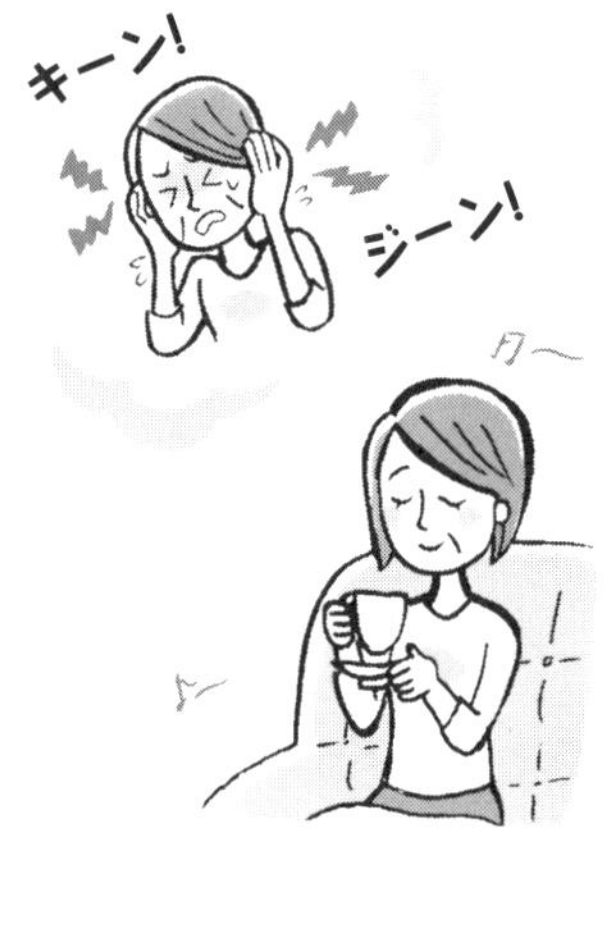

◆症状・効能別漢方早わかりガイド◆

症状・効能	漢方薬
・虚弱体質の耳鳴り	耳鳴丸《じめいがん》 132p
・神経の興奮を鎮める	柴胡加竜骨牡蛎湯《さいこかりゅうこつぼれいとう》 130p
・血流を改善する	冠元顆粒《かんげんかりゅう》 126p
・水分バランスを整える	苓姜朮甘湯《りょうきょうじゅつかんとう》 146p
・高血圧にともなう耳鳴り	降圧丸《こうあつがん》 128p 釣藤散《ちょうとうさん》 137p
・のぼせ、めまい、頭痛、動悸精神不安をともなう耳鳴り	女神散《にょしんさん》 140p
・体力が中程度の人	加味逍遙散《かみしょうようさん》 125p 七物降下湯《しちもつこうかとう》 132p
・体力のない人	刺五加《しごか》（シベリア人参） 132p 帰脾湯《きひとう》 126p

《基本の養生訓》

耳を蒸しタオルで包んで温めると、耳の奥の方まで血流がよくなって、耳がスッと通る感じです。

自律神経失調症やストレスなどが絡んでいそうな耳鳴りの場合は、ごく軽いランニングやウォーキングをしましょう。心地よく疲れることでストレスが解消してよく眠れ、睡眠の質もよくなるので、疲労の回復につながります。

栄養素では、とくにビタミンB12が、末梢神経の代謝を促す作用があるため、耳鳴り・難聴・めまいの治療薬として実際に医療機関でも使われています。食品では、レバー、アサリ、シジミ、サンマ、スジコなどにビタミンB12が含まれています。

手のふるえ

—重篤な病気の前触れかも—

　勝手にふるえてしまう。手のふるえがひどくて、字がちゃんと書けない、レストランで食事中にフォークとナイフを持った手がふるえて、恥ずかしい思いをしたなどの経験をお持ちの方もいることでしょう。

　つまり、原因はよく分からないけれど、とにかく何かのきっかけで手や足、首などがふるえてしまうということです。こうした「手のふるえ」は、一般的に精神的に緊張すればするほど強くなります。年齢に関係なく症状は現れますが、やはり、年を重ねるごとに発症率は高まるようです。

　中には、命に関わる病気の前触れになるケースもあるので油断できません。というのも、小さな脳梗塞が起きたときにもよく似た症状が現れるからです。

◆手のふるえに効果的な漢方薬

　筋や脈へ滋養が行き届かなくなることで現れる筋肉のひきつりやふるえ、まひなどの症状には、**「杞菊地黄丸《こぎくじおうがん》」**や**「抑肝散《よくかんさん》」**を使って緩和させます。

　寒さや冷えで疼痛を伴う場合は、体を温め、血を補う**「当帰四逆加呉茱萸生姜湯《とうきしぎゃくかごしゅゆしょうきょうとう》」**が効果的です。高齢の人に起こる手のふるえやしびれには、**「半夏白朮天麻湯《はんげびゃくじゅつてんまとう》」**を使うこともあります。

　胃腸虚弱が原因で起こる手のふるえは、胃腸の働きを助ける**「香砂六君子湯《こうしゃりっくんしとう》・（健胃顆粒《けんいかりゅう》）」**や筋のけいれんを和らげる**「芍薬甘草湯《しゃくやくかんぞうとう》」**が効果的です。

　血の不足「血虚」が原因でおこる手のふるえや、めまい、動悸、不眠などの症状には、養血の働きのある**「婦宝当帰膠《ふほうとうきこう》」**が効果的です。

　その他には、補腎養肝の働きのある**「杞菊地黄丸《こぎくじおうがん》」**や**「雲芝《うんし》」**（キノコの一種）などが効果的です。

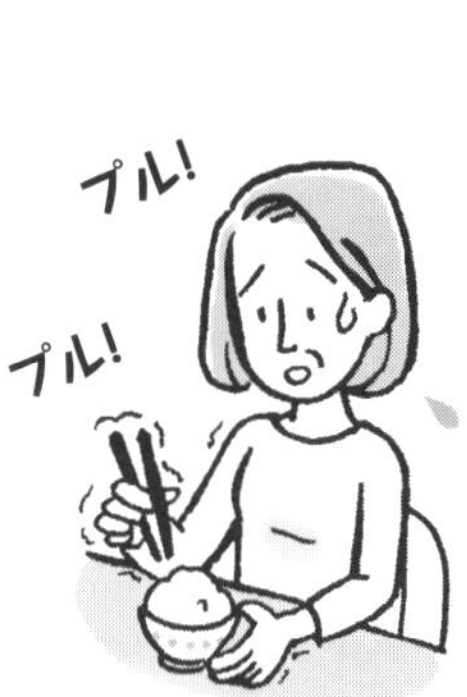

◆症状・効能別漢方早わかりガイド◆

症状	漢方	参照
慢性疾患や熱病の後に現れる機能障害 ふるえ、まひなどの症状	杞菊地黄丸《こぎくじおうがん》 抑肝散《よくかんさん》	144p 129p
外からの寒さや冷えによるもの	当帰四逆加呉茱萸生姜湯《とうきしぎゃくかごしゅゆしょうきょうとう》 半夏白朮天麻湯《はんげびゃくじゅつてんまとう》	142p 139p
胃腸虚弱によるもの	香砂六君子湯《こうしゃりっくんしとう》・（健胃顆粒《けんいかりゅう》） 芍薬甘草湯《しゃくやくかんぞうとう》	133p 128p
血の不足「血虚」が原因で起こる 手のふるえ、めまいや動悸など	婦宝当帰膠《ふほうとうきこう》	143p
その他（飲酒習慣など）	杞菊地黄丸《こぎくじおうがん》 雲芝《うんし》	124p 129p

《基本の養生訓》

普段から血圧、血糖が高めの方、不整脈をお持ちの方などで、手のふるえが長期間続いている場合、先にも紹介したように、脳梗塞など危険な病気が隠れていることもあります。とくに、高血圧、糖尿病、不整脈などの人は、ふるえが短時間で消えても安心できません。まず、病院での検査をお勧めします。

生活習慣全般を見直す7ヵ条

1 脂っこい物を避ける
2 規則正しい生活を送る
3 ストレスを解消する
4 タバコ・飲酒は控える
5 塩辛い食べ物を控える
6 血圧をコントロールする
7 常に便通をよくする

21

飛蚊症《ひぶんしょう》

—中高年に最も多い目の障害—

虫が飛んでいるように見えてしまう「飛蚊症《ひぶんしょう》」は、明るいところを見たり、青空を見たりしたときに、目の前を黒い蚊のようなものがブンブン飛んでいるように見えたり、糸くずのようなものが浮かんで見えたりする症状のことです。

どうして目にこんな現象が起こるのでしょうか。私たちの眼球の中には、「硝子体《がらすたい》」というゼリー状の透明な液体が詰まっています。角膜と水晶体を通って外から入ってきた光は、この硝子体を通り抜けて網膜に達します。このとき、硝子体に何らかの理由で濁りが起こると、明るいところを見たときに、その濁りの影が網膜に映ってしまいます。影は眼球の動きとともに動くので、あたかも蚊が飛んで移動しているように見えてしまうのです。

◆飛蚊症に効果的な漢方薬

【肝腎陰虚《かんじんいんきょ》タイプ】

めまいや視力低下、耳鳴り、不眠、ひざや腰がだるく痛むなど、高齢者や虚弱体質の人に。このタイプの場合は、「**六味地黄丸**《ろくみじおうがん》」「**杞菊地黄丸**《こぎくじおうがん》」がお勧めです。

【気血両虚《きけつりょうきょ》タイプ】

「気血」が不足し、目の栄養とエネルギーが不足しているタイプには、滋養強壮にいい「**参茸補血丸**《さんじょうほけつがん》」。目のかすみ、眠りが浅い、気力が出ない、手足の冷えなどがある場合には「**人参養栄湯**《にんじんようえいとう》」などを用います。

【瘀血《おけつ》タイプ】

目の痛みや、顔色が黒ずむタイプには、血流をよくする「**冠元顆粒**《かんげんかりゅう》」、血液をきれいにし、血の循環をよくする「**血府逐瘀湯**《けっぷちくおとう》」「**田七人参**《でんしちにんじん》」などがお勧めです。

【湿熱《しつねつ》タイプ】

目が充血したり、口が苦く感じられたりするタイプには、トウキ、ジオウなど9種の植物生薬からなる「**竜胆瀉肝湯**《りゅうたんしゃかんとう》・(**瀉火利湿顆粒**《しゃかりしつかりゅう》)」がいいでしょう。

◆症状・効能別漢方早わかりガイド◆

・肝腎陰虚《かんじんいんきょ》タイプ	・気血両虚《きけつりょうきょ》タイプ	・瘀血《おけつ》タイプ	・湿熱《しつねつ》タイプ
↓	↓	↓	↓
六味地黄丸《ろくみじおうがん》 杞菊地黄丸《こぎくじおうがん》 129p 146p	参茸補血丸《さんじょうほけつがん》 人参養栄湯《にんじんようえいとう》 141p 131p	冠元顆粒《かんげんかりゅう》 血府逐瘀湯《けっぷちくおとう》 田七人参《でんしちにんじん》 138p 127p 126p	竜胆瀉肝湯《りゅうたんしゃかんとう》・(瀉火利湿顆粒《しゃかりしつかりゅう》) 145p

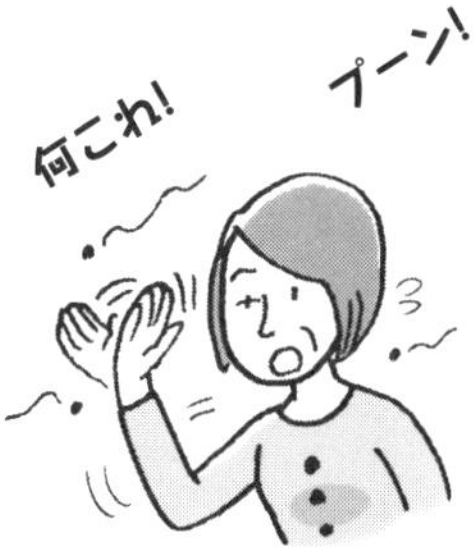

《基本の養生訓》

飛蚊症は、生活習慣や食生活の改善だけで、治すことはできませんが、老化現象によって起こる飛蚊症なら、目の老化現象に歯止めをかけることで、気にならない程度には改善できるかもしれません。

目をイキイキ元気にするには、基本的には、「肝」と「腎」の機能を補い、血を増やす食事を心がけることです。ゴマ、クルミ、松の実、桑の実、山芋、クコの実、ニンジン、レバー、ウナギのキモ、オクラなどの食材を料理に活かしてください。

飛蚊症は、網膜剥離や眼底出血などの重大な病気が隠れていることがあります。まずは、眼科医で検査をしてもらうことが先決です。

頻尿《ひんにょう》

―尿が近い、尿の回数が多い―

「いつも急にオシッコをしたくなり、我慢がきかずに漏らしてしまう」、「トイレが近くて、がまんができないの」……と、トイレの悩みで困っている人も少なくありません。

その我慢がきかない理由は、膀胱に尿が十分に溜まっていないのに、膀胱が自分の意思とは関係なく勝手に収縮してしまう過活動膀胱《かかつどうぼうこう》かもしれません。この過活動膀胱を含め、トイレが異常に近くなることを「頻尿《ひんにょう》」といいますが、過活動膀胱のほかにもこの頻尿の原因はたくさんあります。残尿（オシッコをしたすぐ後にも膀胱の中に尿が残っている）、多尿（オシッコの量が多いこと）、尿路感染・炎症、腫瘍、心因性のものなどです。

◆頻尿に効果的な漢方薬

この過活動膀胱を含め、トイレが異常に近くなることを「頻尿《ひんにょう》」といいますが、こうした頻尿に対して、西洋医学では「抗コリン薬」という、膀胱が過敏に収縮するのを抑える作用のある薬を使用します。ただ、副作用として、口がかわいたり、便秘になったり、物がかすんで見えたり、めまいが起きたりすることもあります。

漢方では、オシッコが近かったり、すぐ我慢できなくなる場合は、**「猪苓湯《ちょれいとう》」**や**「竜胆瀉肝湯《りゅうたんしゃかんとう》・(瀉火利《しゃかり》湿顆粒《しつかりゅう》)」**などが多く用いられます。

漢方では、慢性的な頻尿は、「腎虚《じんきょ》」と捉えて治療をします。生命エネルギーである「精気」をたくわえている「腎」が衰えている状態だと考えるわけです。腎の衰えを改善する**「参馬補腎丸《じんばほじんがん》」「八味地黄丸《はちみじおうがん》」「牛車腎気丸《ごしゃじんきがん》」**などが代表的なものです。

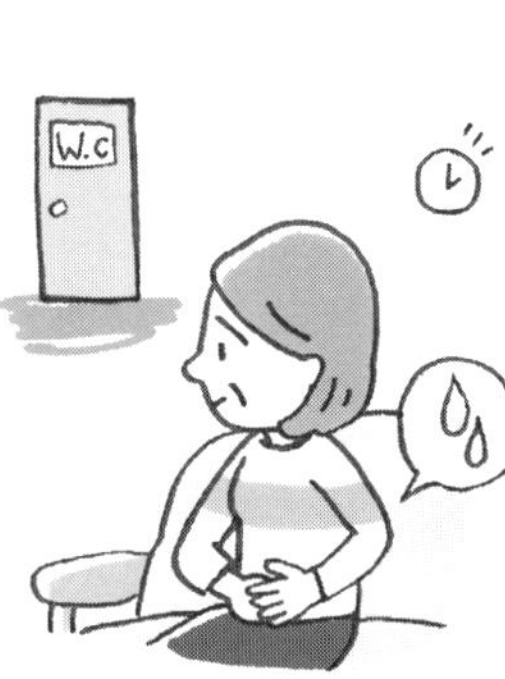

◆症状・効能別漢方早わかりガイド◆

・オシッコをスムーズに出す

- 猪苓湯《ちょれいとう》 137p
- 竜胆瀉肝湯《りゅうたんしゃかんとう》・（瀉火利湿顆粒《しゃかりしつかりゅう》） 145p

・「腎」の衰えを改善する

- 参馬補腎丸《じんばほじんがん》 134p
- 八味地黄丸《はちみじおうがん》 141p
- 牛車腎気丸《ごしゃじんきがん》 129p

《基本の養生訓》

「膀胱訓練」

トイレに行くのを1回だけ我慢する。最初のうちは5分程度我慢して、それを1週間ほど続ける。その後は、10分間我慢をまた1週間続け、20分我慢を1週間と、我慢する時間を延ばしていって、最終的に3時間以上我慢できるようになればOKです。

「骨盤底筋を鍛える」

尿道、肛門をきゅっと締めたり、緩めたりを2〜3回繰り返してください。次に、尿道や肛門をゆっくりぎゅう〜っと締め、そのまま3〜5秒程度止めて緩めるという動作を3〜4回行います。

いつでもどこででもできるので、この体操をぜひやってみてください。

過敏性腸症候群
―不安や緊張が引き金に―

通勤電車の中で、急にお腹が痛くなって我慢できず、途中の駅でトイレに駆け込んだ経験はありませんか。ひどい人になると、会社にたどり着くまでに、何度も途中下車しなければならないことがあります。大事な会議の直前になると、かならずお腹が痛くなってトイレに走る人もいます。

こんな下痢を繰り返す苦しい日々が続くようなら、それは「過敏性腸症候群」という病気です。病気と言っても、腸に炎症や潰瘍などの異常があるわけではありません。

異常はなにもみうけられないのに、急にお腹が差し込んできて、繰り返し激しい下痢や便秘に襲われるのです。この病気は、「下痢タイプ」「便秘タイプ」「便秘と下痢を交互に繰り返すタイプ」の3つに分類されて、男性は「下痢タイプ」が多く、女性は「便秘タイプ」が目立ちます。

原因として考えられる一番手は、ストレスによる自律神経のバランスの乱れで、便秘も下痢も腸のけいれんによって起こります。腸に何か異常があるわけではないのにストレスが関与して、激しい腹痛・下痢・便秘の症状がある過敏性腸症候群は、漢方に向いている病気だと言えるでしょう。

漢方では、心とからだはひとつのものとして捉えます。つまり、下痢や便秘の症状だけを抑えるのではなく、心身の状態も一緒に整える治療を行なうのです。

◆過敏性腸症候群に効果的な漢方薬

過敏性腸症候群の治療には、腸の機能を整える「**参苓白朮散**《じんりょうびゃくじゅつさん》・（**健脾散**《けんぴさん》）」や、腸の過剰な運動や緊張をしずめてくれる生薬の「芍薬《しゃくやく》」を中心にした漢方薬が多く使われます。その代表的なものは、「**舒肝丸**《じょかんがん》・（**開気丸**《かいきがん》）」「**逍遥丸**《しょうようがん》」「**桂枝加芍薬湯**《けいしかしゃくやくとう》」などがあります。うつ症状や不安症の人は、「**帰脾湯**《きひとう》」、あるいは「**刺五加**《しごか》」（シベリア人参）などが使われます。

◆症状・効能別漢方早わかりガイド◆

・腸の機能を整える

→ **参苓白朮散《じんりょうびゃくじゅつさん》・（健脾散《けんぴさん》）** 135p

・腸の過剰な運動や緊張をしずめる

→ **舒肝丸《じょかんがん》・（開気丸《かいきがん》）** 134p
逍遥丸《しょうようがん》 134p
桂枝加芍薬湯《けいしかしゃくやくとう》 127p

・うつ症状や不安症の人は

→ **帰脾湯《きひとう》** 126p
刺五加《しごか》（シベリア人参） 132p

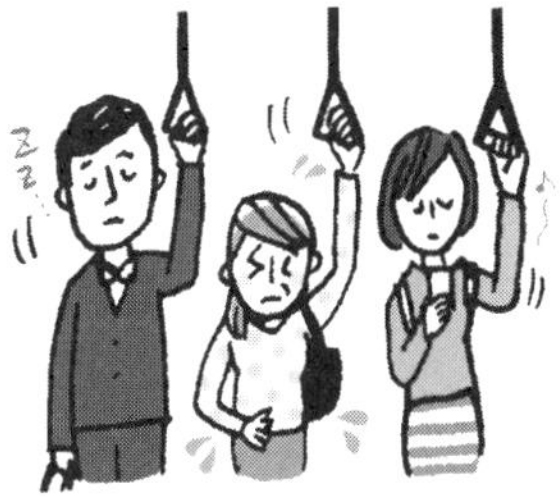

《基本の養生訓》

過敏性腸症候群は、ストレス社会の先進国に多く、一種の文明病とも考えられています。ストレスをためこまないよう何とか上手にリラックスする方法をみつけたいものです。

ストレスで高ぶった気持ちをしずめ平常心に戻すには、カツオやブリ、大豆製品や玄米などに含まれている**ビタミンB1**が必要です。ストレスに強くなるには、緑黄色野菜などに多く含まれている**ビタミンC**や**ビタミンA**がいいといわれています。乱れた自律神経のバランスを整えるには、アボカドやカボチャに多いビタミンEが役立ちます。

24

乾燥症候群
—目、口、肌の乾燥—

歳とともに乾燥していく

赤ちゃんはみずみずしく全身が柔らかく、はじける肌はうるおいで満たされています。しかし、私たちは歳を重ねていくうちにうるおいが少しずつ消え始め、やがてからだは乾燥してきます。

目や口、肌などが乾燥した状態になり、粘膜をはじめ、本来うるおっていなければいけないからだの部分まで乾燥してしまっている状態は、ドライシンドローム（乾燥症候群）と言います。

乾燥症候群にはドライスキン（皮膚の乾燥）、ドライアイ（目の渇き）、ドライマウス（口の渇き）などがあります。

風邪や、感染症になりやすい

粘膜などの潤いは、からだを守るバリアとしても重要な働きをしています。粘膜が乾いた状態になってしまうとからだの抵抗力が低下し、風邪をひきやすくなったり、感染症も起こしやすくなるのです。

また、肌や目が乾燥するとかゆみを引き起こすので、アトピー性皮膚炎などの原因になることもあります。

目の場合は、目が疲れてものがよく見えなくなったり、目に痛みやかゆみが生じたりします。

現代医学でも解明できない

口の場合は、唾液の分泌が減少することで、口の中が渇く症状を言います。

乾燥すると、舌や口の中が痛む、話しにくい、ネバネバする、虫歯になりやすいなど、毎日の生活の中で困ることがたくさん起こります。

唾液が出ないために食物が食べにくかったり、味がよくわからなかったり、口の中が痛くなることもあります。口の中が乾くと細菌も繁殖しやすくなるので、虫歯だけでなく歯周病にもなりやすくなります。

どうしてからだの色々なところに乾燥という異常が起こるのかは、現代医学でもまだよく分かっていません。が、遺伝的要素や環境要素、ホルモンバランスの乱れなどの影響が複合的に関与していると考えられています。

ドライシンドロームになってしまう原因は、パソコン、テレビ、エアコンの影響や、過剰なストレス、口呼吸、睡眠不足によるホルモンバランスの崩れなど色々言われていますが、今のところ特定されているわけではありません。しかし、涙や唾液が出なくなり、痛みを伴うので、食べたものが飲み込めなかったり、目を開けるのも痛くてつらい状態になってしまいます。

◆乾燥症候群に効果的な漢方薬

〔ドライマウス、空咳《からせき》〕

肺にうるおいをもたらす**「養陰清《よういんせい》肺湯《はいとう》・(潤肺糖漿《じゅんぱいとうしょう》)」**を使います。

〔ドライマウス&感染症〕

抗ウイルス作用があり、風邪の治療にも使われる生薬の**「金銀花《きんぎんか》」「板藍根《ばんらんこん》」**などが使われます。

〔ドライマウス&糖尿病〕

血液の流れをよくする**「冠元顆《かんげんか》粒《りゅう》」**、肺に潤いを与え「腎」を補う**「八仙丸《はっせんがん》」「生脈散《しょうみゃくさん》・(麦味参顆粒《ばくみさんかりゅう》)」**などがお勧めです。

〔ドライアイ、眼精疲労〕

「杞菊地黄丸《こぎくじおうがん》」「二至丸《にしがん》」「生脈《しょうみゃく》散《さん》・(麦味参顆粒《ばくみさんかりゅう》)」などを使います。

〔ドライスキン、加齢によるヒフのかゆみ〕

肌を潤しシワ予防にもなる**「八仙《はっせん》丸《がん》」「生脈散《しょうみゃくさん》・(麦味参顆粒《ばくみさんかりゅう》)」「杞《こ》菊地黄丸《ぎくじおうがん》」**などを用います。

〔ドライスキン&陰部乾燥〕

血の巡りを良くして血を補いながら、からだに潤いを与える**「婦宝当《ふほうとう》帰膠《きこう》」**などを用います。

〔便秘、排便困難〕

熱を冷まし、便通をよくする**「清《せい》営顆粒《えいかりゅう》」「麻子仁丸《ましにんがん》」**などを使います。

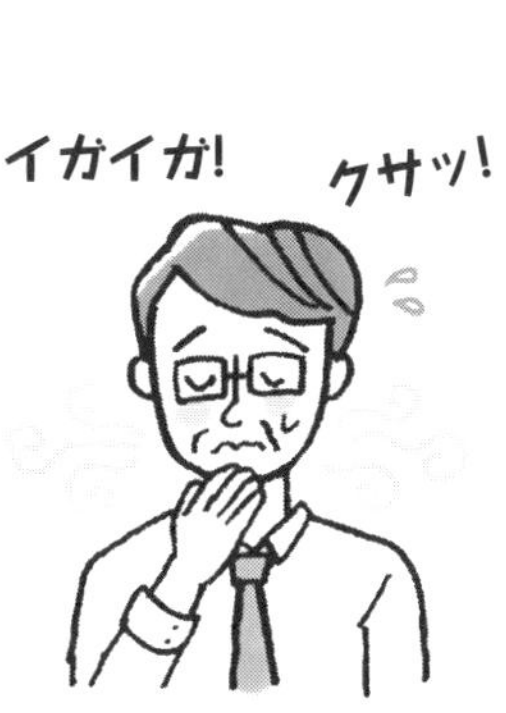

次のリストで当てはまるものが多ければ、ドライシンドローム（乾燥症候群）の可能性が高いと言えます。ご自身でチェックしてみましょう。

◆渇きの症状チェックリスト◆

ドライスキン

□カサカサした乾燥肌
□ヒフが乾燥してかゆい
□日焼けしやすい
□肌に赤みが出る
□化粧のりが悪い
□シワが増えた気がする
□毛穴が目立つようになった
□女性の場合は、性交痛がある
□粉を吹いたようになる
□湿疹が出来やすくなる
□化粧品かぶれしやすい

ドライマウス

□口がネバネバする
□口臭が気になる
□虫歯や歯周病になりやすい
□入歯がはめづらい
□舌や唇がひび割れる
□食べ物が飲み込みにくい
□よく喉が渇いて水を飲む
□乾いた食べもの（せんべいなど）が食べにくい
□味がわかりにくい
□味の濃いものが口にしみる
□しゃべりにくい

ドライアイ

□目の中がゴロゴロする
□目が痛い
□目が疲れやすい
□充血しやすい
□目やにがよく出る
□日差しがまぶしい
□目が熱い
□目がかすむ
□目がかゆい
□目が重い
□冷たい風で涙が出やすい

漢方薬には、ドライシンドローム（乾燥症候群）の一つひとつの症状にあわせて様々に工夫されたものがあります。ご自身でチェックした症状をもとに、漢方を扱う薬局や漢方の専門店でご相談のうえ、あなたにあった漢方薬を手に入れてください。

◆症状・効能別漢方早わかりガイド◆

症状	漢方
ドライマウス、空咳《からぜき》	養陰清肺湯《よういんせいはいとう》・(潤肺糖漿《じゅんぱいとうしょう》) 145p
ドライマウス&感染症	板藍根《ばんらんこん》 142p
ドライマウス&糖尿病	冠元顆粒《かんげんかりゅう》 126p 生脈散《しょうみゃくさん》・(麦味参顆粒《ばくみさんかりゅう》) 134p 八仙丸《はっせんがん》 141p
ドライアイ、眼精疲労	杞菊地黄丸《こぎくじおうがん》 129p 生脈散《しょうみゃくさん》・(麦味参顆粒《ばくみさんかりゅう》) 134p 二至丸《にしがん》 140p
ドライスキン 加齢によるヒフのかゆみ	八仙丸《はっせんがん》 141p 生脈散《しょうみゃくさん》・(麦味参顆粒《ばくみさんかりゅう》) 134p 杞菊地黄丸《こぎくじおうがん》 129p
ドライスキン&陰部乾燥	婦宝当帰膠《ふほうとうきこう》 143p
便秘・排便困難	清営顆粒《せいえいかりゅう》 135p 麻子仁丸《ましにんがん》 144p

《基本の養生訓》

血行が悪くなる「瘀血《おけつ》」が関係しているドライシンドロームの場合は、血流の改善につながる食材をなるべく食べるように心がけることです。

お勧めの食材には、血液をサラサラにするオメガ3系の不飽和脂肪酸であるDHA・EPAが豊富な、イワシ、サンマ、サバなどの青魚や、オリーブオイル、ニンニク、タマネギ、黒キクラゲ、桃、カニ、サフランなどがあげられます。

このほか、潤いを与える食べ物としてユリの根や果物がお勧めです。もちろん、食べ物の他に、適度な運動で血流を促進させることも欠かせません。

糖尿病

—体中の臓器に障害を起こす怖い病—

糖尿病は、ブドウ糖をからだの細胞に送り込んでエネルギーに変えたり、脂肪やグリコーゲンという物質に変えたりするインスリンというホルモンが足りなくなったり、うまく細胞に取り込まれなくなってしまうことが原因です。糖尿病は、2つの種類に分けられます。

「1型糖尿病」は、すい臓のインスリンを作る細胞が破壊され、インスリンがまったく足りなくなることで起こります。子どものうちに糖尿病が始まってしまうことが多いのが特徴です。「2型糖尿病」は、生活習慣が大きく関与しています。日本人の糖尿病の95%以上は、この「2型糖尿病」です。

◆糖尿病に効果的な漢方薬

血糖が高いと尿量が増えるため、水分が奪われて、口渇や皮膚の乾燥、のぼせ、ほてり感などの水分不足の症状が出てきます。また、全身倦怠感、脱力感といった「元気不足」の症状も現れます。

この両方を改善するために、人《にん》参《じん》・麦門冬《ばくもんどう》・五味子《ごみし》などの生薬からなる**「生脈散《しょうみゃくさん》・(麦味参顆粒《ばくみさんかりゅう》)」**という漢方薬が糖尿病治療によく使われます。

食欲旺盛ですぐお腹がすき、疲れやすい場合は**「白虎加人参湯《びゃっこかにんじんとう》」**を使います。血糖値の維持には**「糖解《とうかい》錠《じょう》」**もよく使われます。

また、口の渇きや尿が多いなどで潤い不足が見受けられる場合は、**「八仙丸《はっせんがん》」**、あるいは**「六味地黄丸《ろくみじおうがん》」**を長期にわたって服用することもあります。糖尿病で恐いのは、3大合併症と呼ばれる網膜症、神経障害、腎症を引き起こすことですが、中国漢方ではこの3大合併症は「瘀血《おけつ》」(血の流れが悪く滞っている状態)が原因の血管病として捉えられています。つまり、「瘀血」の改善こそが合併症予防につながるわけです。

「瘀血」を改善するものとしては、血流をよくする生薬の丹参《たんじん》を中心に構成された**「冠元顆粒《かんげんかりゅう》」**があります。

◆症状・効能別漢方早わかりガイド◆

・口渇や皮膚の乾燥、のぼせ、ほてり感

↓

生脈散《しょうみゃくさん》・（麦味参顆粒《ばくみさんかりゅう》）

134p

・食欲旺盛でお腹がすき疲れやすい

↓

白虎加人参湯《びゃっこかにんじんとう》

糖解錠《とうかいじょう》

139p 143p

・全身倦怠感、脱力感、口の渇き、尿量が多く、潤い不足

↓

八仙丸《はっせんがん》

六味地黄丸《ろくみじおうがん》

146p 141p

・「瘀血《おけつ》」（血の流れが悪く滞っている状態）

↓

冠元顆粒《かんげんかりゅう》

126p

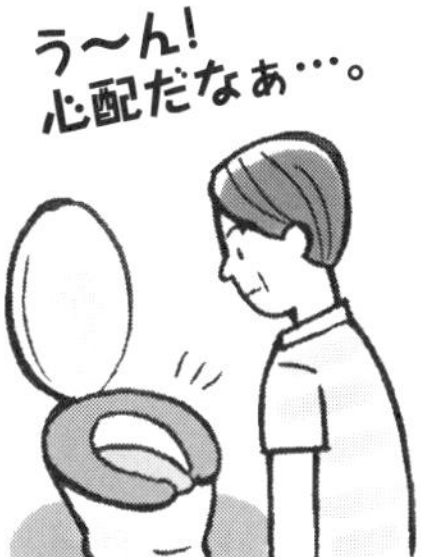

《基本の養生訓》

甘いものや脂っこい食べ物は太りやすいので、食べ過ぎに気をつけること。野菜をたくさん食べて、おかずは薄味にすることも大切です。

糖尿病の予防や改善には、無理のない運動も必要です。ウォーキングは、少し早足で歩くこと。3階くらいなら階段を使い、週に1回は隣りの駅まで歩いてみてください。心拍数が少し上がる程度の運動が効果的です。

糖尿病は、一筋縄ではいかない複雑な疾患なので、食事療法と運動療法、西洋医学的な治療とあわせて漢方薬を利用することが必要です。漢方薬を選ぶ場合は漢方薬局・薬店の専門家に相談してください。

脂質異常症

―食べ過ぎ、飲み過ぎ、運動不足―

一般的に40歳を過ぎればからだの基礎代謝が落ちて、脂肪がエネルギーとして燃焼しにくくなるため、コレステロールや中性脂肪がたまりやすくなってきます。とくに、女性の場合、更年期を過ぎた頃からコレステロール値が高くなり、食事に注意したり運動も行っているのに改善しないという話をよく聞きます。

コレステロールや中性脂肪が高い状態が続くと、その過酸化脂質が血管壁に付着して動脈硬化を進行させたり、血管の中を狭めたり詰まらせたりして、心筋梗塞や狭心症、脳梗塞を引き起こすリスクが高まります。

◆脂質異常症に効果的な漢方薬

今のご自分やご家族の生活の中に、脂質異常症の原因の8割があるといっても過言ではありません。過食や飲酒、運動不足などの悪い生活習慣があるようでしたら早めに軌道修正することが大切です。

脂質異常症を未然に防ぐことは、動脈硬化の予防にもつながります。動脈硬化は、文字通り動脈が硬くなり、しなやかさを失った状態です。

その結果、血管の内側が狭くなって、血液の流れが悪くなることを、漢方では「瘀血《おけつ》」と考えます。また、過労やストレスなどの多い生活や便秘気味といった「気滞《きたい》」（気の巡りがよくない状態）が続くと、血の流れにも影響し「瘀血」を招く一因ともなります。

血の巡りが悪い「瘀血」タイプに対しては、**「冠元顆粒《かんげんかりゅう》」「田七人参《でんしちにんじん》」「サジー（グミ科の植物）」**などがよく使われます。

気の流れが滞っている「気滞」のタイプには、**「加味逍遥散《かみしょうようさん》」「舒肝《じょかん》丸《がん》・（開気丸《かいきがん》）」**などを用います。

ここにご紹介した漢方薬は、ほんの一例です。実際に服用する場合は専門家に相談してから漢方薬を試してみてください。

◆症状・効能別漢方早わかりガイド◆

・血の巡りが悪い「瘀血」タイプ

↓

冠元顆粒《かんげんかりゅう》　126p

田七人参《でんしちにんじん》　138p

・気の流れが滞る「気滞」タイプ

↓

加味逍遙散《かみしょうようさん》　125p

舒肝丸《じょかんがん》・(開気丸《かいきがん》)　134p

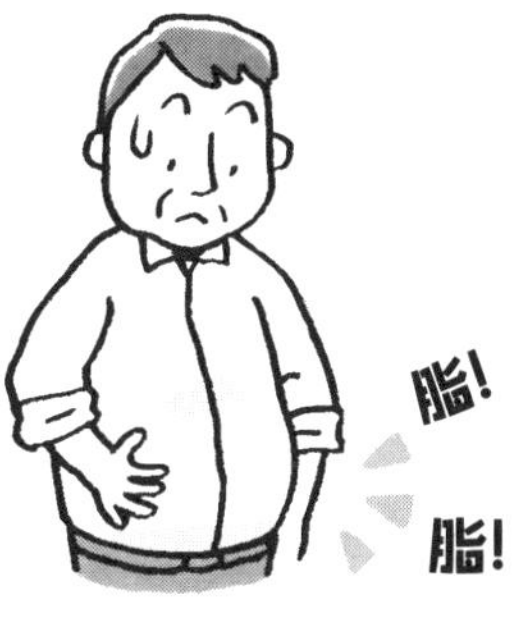

《基本の養生訓》

善玉コレステロール（HDL）は、肥満や中性脂肪の増加によってどんどん少なくなり、中性脂肪が減ると増えることが分かっています。たちまち善玉コレステロールが増えるという魔法のような食材はありませんが、悪玉コレステロール（LDL）を減らせば、結果として善玉コレステロールの割合を高めることになります。

過食や飲酒、運動不足などの悪い生活習慣を、早めに軌道修正してください。

豆腐や納豆、ゆばなどは、中性脂肪の吸収を抑える働きがあるため、悪玉コレステロール値を下げる効果が期待できます。

高血圧

—自覚症状もなく血管を蝕む—

高血圧が恐いのは、何の自覚症状もなく血管を蝕み、動脈硬化を招いて脳卒中や心筋梗塞、腎硬化症、腎不全などの合併症を引き起こす原因になるからです。

高血圧症には大きく分けて「原因がはっきり分からない高血圧」と、「別の病気が原因の高血圧」の2つのタイプがありますが、ほとんどのケースは、原因がはっきりしない方の高血圧です。ただ、原因が分からないと言っても、生活習慣や遺伝的要因、動脈硬化が関与しているのは明らかです。

血圧を上げる要因としては、例えば、塩分の過剰摂取、脂肪の過剰摂取(肥満)、お酒の飲み過ぎ、過剰なストレス、喫煙、運動不足、過労、感情の激しい変化などが考えられます。

◆高血圧に効果的な漢方

漢方では、高血圧になる代表的な状態として、血液の循環障害である「**瘀血**《おけつ》」。水分代謝が悪くなり、必要のない水分がたまってしまう状態の「**痰湿**《たんしつ》」。精神的なストレスにより循環している「気」(エネルギー)がうっ積する状態になる「**肝火上炎**《かんかじょうえん》」。加齢・肉体疲労・慢性病などが原因となり、「肝」と「腎」の水分が消耗して体内に内熱が発生する状態の「**肝腎陰虚**《かんじんいんきょ》」の4つが要因になると考えられています。

【瘀血《おけつ》タイプ】血流を良くする「**冠**《かん》**元顆粒**《げんかりゅう》」を用います。

【痰湿《たんしつ》タイプ】「**温胆湯**《うんたんとう》」などが使用されます。

【肝火上炎《かんかじょうえん》タイプ】「**竜胆瀉肝湯**《りゅうたんしゃかんとう》**・(瀉火利湿顆粒**《しゃかりしつかりゅう》**)**」、頭痛をともなう場合は「**釣藤散**《ちょうとうさん》」などがあげられます。

【肝腎陰虚《かんじんいんきょ》タイプ】腎機能が低下して血流が悪くなり、目の調子がおかしい場合は「**杞菊地黄丸**《こぎくじおうがん》」、ほてり・のぼせ症状が強いときは「**知柏**《ちばく》**地黄丸**《じおうがん》**・(瀉火補腎丸**《しゃかほじんがん》**)**」などがよく使用されます。

◆症状・効能別漢方早わかりガイド◆

・瘀血《おけつ》タイプ	冠元顆粒《かんげんかりゅう》	126p
・痰湿《たんしつ》タイプ	温胆湯《うんたんとう》	124p
・肝火上炎《かんかじょうえん》タイプ	竜胆瀉肝湯《りゅうたんしゃかんとう》・(瀉火利湿顆粒《しゃかりしつかりゅう》) 釣藤散《ちょうとうさん》	145p 137p
・肝腎陰虚《かんじんいんきょ》タイプ	杞菊地黄丸《こぎくじおうがん》 知柏地黄丸《ちばくじおうがん》・(瀉火補腎丸《しゃかほじんがん》)	129p 137p

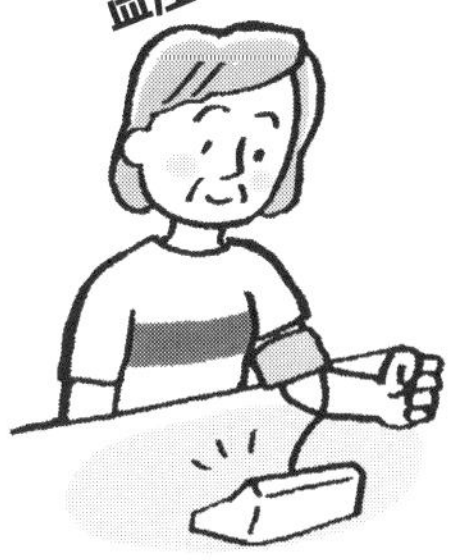

《基本の養生訓》

過労・夜更かしを避けるようにして充分な睡眠と休養も不可欠です。また、太りすぎは心臓に負担がかかり、動脈硬化を進行させるので、ウォーキング、水泳など、毎日適度な運動をして、全身の血液循環を良くしてください。

ストレスは交感神経を刺激して活性酸素も増加させるため、血栓ができやすくなり血管をせばめてしまいます。趣味、スポーツ、おしゃべりなど、自分なりのストレス解消法を見つけることが大事です。

急激な温度変化は、血圧に大きく影響します。たとえば、冬の入浴時は、急に血圧が上昇します。寒暖の変化を直接受けないよう暖房等で工夫しましょう。

28 不整脈

—高齢者で心臓に持病は注意が必要—

心筋梗塞や狭心症は血管の疾患で起こる心臓病ですが、不整脈は、心臓を動かしている微量な電気の流れのトラブルなのです。脈拍は、1分間に60〜100回程度が健康な状態です。

不整脈には、これよりも拍動が速くなるもの、遅くなるもの、拍動が速くなって脈が一瞬飛んでしまうものの3つのタイプがあります。

心臓の拍動が遅くなるタイプの不整脈は、ほんの少し体を動かしただけでも「だるい」、「元気が出ない」、「息切れ」、「めまい」、「失神」などの症状が出やすくなります。脈拍が速くなる不整脈は、発作的に起こることがあり、「動悸」や「胸が苦しい」、「失神」などの症状が起こります。脈が一瞬飛んでしまうのは健康な人でもみられる症状で、通常は心配しなくても大丈夫です。

◆不整脈に効果的な漢方薬

【心《しん》のエネルギーと栄養が不足している人】

だるい、倦怠感、めまいなどの症状が出やすくなり、顔のつやがなく、舌の色は淡い紅色になります。使いたい漢方薬は、**「生脈散《しょうみゃくさん》・(麦味参《ばくみさん》顆粒《かりゅう》)」**や**「炙甘草湯《しゃかんぞうとう》」**などがあります。

【血の流れが滞っている人】

血管を流れる血液が粘ってドロドロしていると、いずれ血栓ができ血管を詰まらせる原因となります。血の流れが滞っている状態では、脈は遅く弱く、顔にはくすみやくまが出やすくなり、舌の色は紫っぽくなります。この状態には、**「冠元顆粒《かんげんかりゅう》」**。息切れなどがみられる時には**「生脈散《しょうみゃくさん》・(麦味参顆粒《ばくみさんかりゅう》)」**と併用します。

【過度のストレス、過労の状態】

日々生活していれば、何かしらのストレスは誰しもあるものです。しかしながら、過度のストレスや疲労、感情の激しい起伏は「気血」の流れに影響を与えます。**「加味逍遥散《かみしょうようさん》」****「温胆湯《うんたんとう》」**などを用います。

◆症状・効能別漢方早わかりガイド◆

・心《しん》のエネルギーと栄養が不足している	・血の流れが滞っている	・過度のストレス、過労の激しい状態
↓	↓	↓
生脈散《しょうみゃくさん》・（麦味参顆粒《ばくみさんかりゅう》） 炙甘草湯《しゃかんぞうとう》 132p　134p	冠元顆粒《かんげんかりゅう》 126p	加味逍遙散《かみしょうようさん》 温胆湯《うんたんとう》 124p　125p

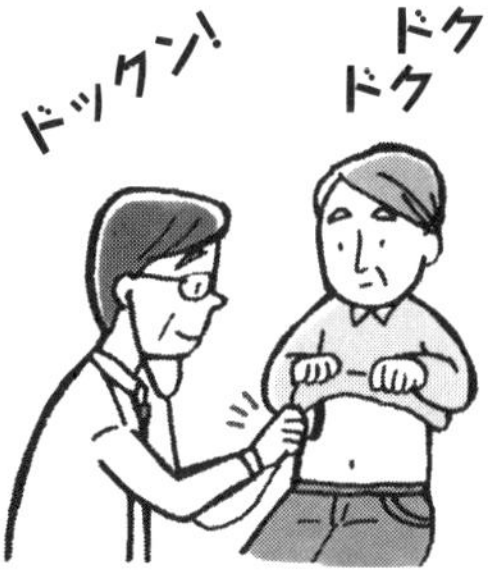

《基本の養生訓》

不整脈の原因は様々ですが、睡眠不足や食の乱れ、喫煙、過度のストレスなどが引き金となっている場合が多く、常日頃の養生がいかに大切か分かります。

もし、軽い不整脈を繰り返すようならば、からだがシグナルを発していると考えて、生活全般を見直しましょう。

心臓の病気で死に至るような不整脈は別として、老化によって増える不整脈なら、生活のリズムを整え、日頃から血行を良くするように心がけるのも予防のひとつになります。からだを温め、新陳代謝を高める香味野菜、DHA、EPAを含むサンマや、サバなどの背の青い魚などもお勧めの食材です。

29 うつ

—過度なストレスが引き金になる—

社会のせいなのか何なのか、うつ病になる人が急増していて、女性の5人に1人、男性は10人に1人が、一生のうちに一度はうつ病になるといわれています。

うつ病になってしまうと、1日中憂うつで気分が落ち込み、疲労感やだるさが抜けないばかりか、仕事もうまくこなせなくなってしまいます。

横になって寝ようとしても、疲れているのに眠れません。不安感にさいなまれて動悸がしたり頭が痛くなったり、耳鳴りの症状が出る人もいます。

自律神経のバランスの崩れは、気合いで何とか乗り越えられるものではないのです。それにしても、どうしてこんなにうつの人が増えているのでしょうか。人間関係が複雑になっていることが要因の1つといえるかもしれません。

◆うつに効果的な漢方薬

漢方では、うつ病は、「瘀血《おけつ》」、「気うつ」、「気虚《ききょ》」と結びついた症状だと考えられています。つまり、血も気も滞っている状態が、「憂うつ」を生み出しているのです。

体力的に問題がない人のうつ症状には、「**柴胡加竜骨牡蛎湯**《さいこかりゅうこつぼれいとう》」「**舒肝**《じょかん》**丸**《がん》**・(開気丸**《かいきがん》**)**」が使われます。体力があまりなくストレスが多い人には、「**逍遥丸**《しょうようがん》」を用い、体力が弱く、疲れやすくて不眠や不安が強い人には、「**帰脾湯**《きひとう》」「**香蘇散**《こうそさん》」「**刺五加**《しごか》**(シベリア人参)**」が用いられます。

疲れ過ぎて元気がなく動く気力もない場合は、「**生脈散**《しょうみゃくさん》**・(麦味参**《ばくみさん》**顆粒**《かりゅう》**)**」「**参馬補腎丸**《じんばほじんがん》」を使います。

複雑な人間関係によるイライラや、不安などの「心の変化」が引き金になるうつもありますが、働き過ぎや加齢などの「からだの変化」によって起こるうつもあります。

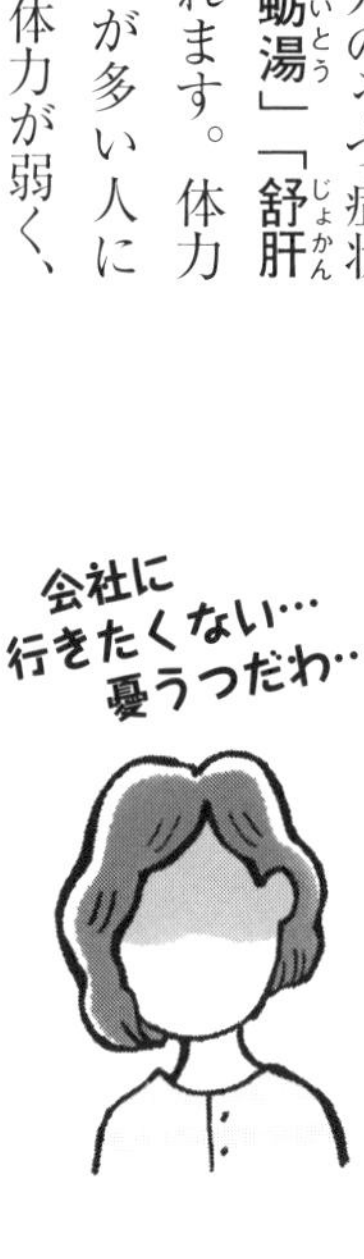

◆症状・効能別漢方早わかりガイド◆

症状	漢方	頁
・体力的に問題がない人のうつ症状	柴胡加竜骨牡蛎湯《さいこかりゅうこつぼれいとう》 舒肝丸《じょかんがん》・(開気丸《かいきがん》)	134p 130p
・体力があまりなくストレスが多い	逍遥丸《しょうようがん》	134p
・体力が弱く、疲れやすく不眠や不安が強い	帰脾湯《きひとう》 香蘇散《こうそさん》 刺五加《しごか》(シベリア人参)	132p 128p 126p
・疲れ過ぎて元気がなく動く気力もない	生脈散《しょうみゃくさん》・(麦味参顆粒《ばくみさんかりゅう》) 参馬補腎丸《じんばほじんがん》	134p 134p

《基本の養生訓》

心とからだにエンジンをかける役目をする朝食は、温かく消化のよいものにしてください。

昼食は栄養のバランスを考えて摂り、夕食はよい睡眠のために「血」と「気」を補う食材を取り入れて、腹八分目に抑えるようにしましょう。

暴飲暴食はむろんのこと、冷たいものや甘いもの、脂っこい食品のとり過ぎには気をつけてください。

「血」を補う食材には、ドライフルーツ、黒糖などがあります。また、「気」を補う食材としては、黒豆、穀類などがいいでしょう。「気」のめぐりをよくする食材では、香味野菜（シソ、ネギ）、かんきつ類などがお勧めです。

認知症

—親が認知症なら、発症率は高くなる—

最期の瞬間までピンピンしていたいというのは、誰もが願っていることですが、なかなかそうはいかないのが現実のようです。認知症には、服用すれば瞬く間に治ってしまうような特効薬は、今のところ存在しません。

認知症の一番の原因として考えられるのは脳の老化です。脳血管の動脈硬化によって起こる脳の血流量の減少や、脂質を主成分とする細胞膜が酸化することで起こる脳の神経細胞の機能障害が関係しているといわれています。

細胞膜の酸化は、SOD（スーパーオキシドディスムターゼ）と呼ばれる酵素が年齢とともに低下することで進んでしまいます。脳の細胞膜の老化を防いでくれる守り神の酵素が少なくなって、神経細胞が壊れてしまうわけです。

◆認知症に効果的な漢方薬

漢方では、思考や記憶をつかさどるのは「腎」とされているので、その「腎」を補い、「血流」を保持する手だてを考えます。

手足が火照る、のど、ヒフが乾燥し、うるおいが足りない状態の人の場合は、**「杞菊地黄丸《こぎくじおうがん》」「八仙丸《はっせんがん》」**などを使います。**「杞菊地黄丸《こぎくじおうがん》」**は、クコの実と菊の花を乾燥させたものに、腎を補う**「六味地黄丸《ろくみじおうがん》」**を組み合わせた漢方薬。**「八仙丸《はっせんがん》」**は、ユリ科のジャノヒゲと呼ばれる植物の根の塊茎を乾燥させた麦門冬《ばくもんどう》と、チョウセンゴミシの成熟果実を乾燥させた五味子《ごみし》に、**「六味地黄丸《ろくみじおうがん》」**を加えています。脳の血流を促すには、活血剤の**「冠元顆粒《かんげんかりゅう》」**などを用います。また、認知症の症状改善に、**「抑肝散《よくかんさん》」**や**「釣藤散《ちょうとうさん》」「温胆湯《うんたんとう》」「帰脾湯《きひとう》」「牛黄清心丸《ごおうせいしんがん》」**などもよく使われます。

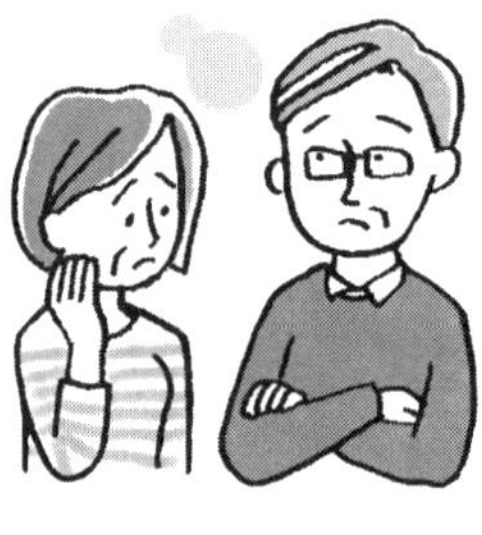

◆症状・効能別漢方早わかりガイド◆

・手足が火照る、のど、ヒフが乾燥し、うるおいが足りない状態の人

杞菊地黄丸《こぎくじおうがん》 129p
八仙丸《はっせんがん》 141p

・脳の血流を促す

冠元顆粒《かんげんかりゅう》 126p

・症状の改善

抑肝散《よくかんさん》 144p
釣藤散《ちょうとうさん》 137p
温胆湯《うんたんとう》 124p
帰脾湯《きひとう》 126p
牛黄清心丸《ごおうせいしんがん》 128p

《基本の養生訓》

中高年世代でも、記憶や空間学習能力に関わる脳の器官「海馬」の活性化をすることで、神経細胞が増えて記憶力を高めることが期待できるのです。

一方で、海馬は、過度なストレスや血の巡りが悪くなるとダメージを受けやすいので、血管障害や血流不足には気をつけます。

①肥満の予防 ②適度な運動 ③塩分を控えめに ④ストレスの解消 ⑤禁煙 ⑥食生活のバランスを心がけることも重要です。

一生懸命学習したり、興味をそそられる本をワクワクしながら読んだり、いつもと違うことをして刺激のある生活をすれば脳は活性化し、いつまでも若々しくいられます。

第3章

中高年の未病に効く漢方薬

……………（あ行）……………

【雲芝《うんし》】

〔特　徴〕雲芝は、タマチョレイタケ科のキノコで、カワラタケと呼ばれています。キノコの傘の部分を乾燥させたもので、清朝を治めた満州族の伝統薬として使われていました。マンシュウグルミの樹皮と一緒に煎じたものを「木鶏湯《もっけいとう》」といい、肝の不調を原因とする疾患に幅広く用いられます。

〔効果・効能〕肝炎ウイルスによる肝機能の異常、高コレステロール血症、肝臓数値の異常など。

〔生薬成分〕テルナチン（ペプチドの一種）、テルペノイドなど

【温胆湯《うんたんとう》】

〔特　徴〕胃腸の働きが弱く、水分代謝が悪い方のストレス症状に。胆を温める（強める）ことによって、胆力をつけ、中国では古来より不眠症やめまい、不安神経症、胃腸障害などに用いられています。

〔効果・効能〕虚弱で不眠症、神経症など。

〔生薬成分〕ハンゲ、ブクリョウ、ショウキョウ、チンピ、チクジョ、キジツ、カンゾウ、オウレン、サンソウニン

【越婢加朮湯《えっぴかじゅつとう》】

〔特　徴〕余分な水分を取り除く働きをして、体の熱や腫れ、痛みを発散させて治します。体力がある人で口が渇きやすく、尿量が減少している人に向いています。

〔効果・効能〕腎炎、ネフローゼ、痛風、関節リウマチ、喘息など。

〔生薬成分〕マオウ、セッコウ、ビャクジュツ、タイソウ、カンゾウ、ショウキョウ

【黄連解毒湯《おうれんげどくとう》】

〔特　徴〕体内にこもった余計な熱を冷まし、消炎、鎮静、解熱の作用があるの

で、イライラしたり、のぼせたり、胸がムカムカしたりする症状に向いています。

〔効果・効能〕高熱、鼻血、吐血、皮膚の化膿症、頭痛、耳鳴り、高血圧、不眠症、ノイローゼ、二日酔い、胃炎、口内炎。

〔生薬成分〕オウレン、オウゴン、オウバク、サンシシ

……………（か行）……………

【藿香正気散《かっこうしょうきさん》・（勝湿顆粒《しょうしつかりゅう》）】

〔特　徴〕胃腸がもともと弱い体質で、冷房などで体調を崩して発熱しやすい、いわゆる夏かぜなどに用います。また、暑い盛りに清涼飲料水や水を飲み過ぎて胃腸が冷やされて起こる下痢、食欲不振、倦怠感などに使われます。

〔効能・効果〕夏バテによる食欲不振、急性胃腸炎、下痢、全身倦怠感など。

〔生薬成分〕ビャクジュツ、ハンゲ、ブクリョウ、コウボク、チンピ、キキョウ、ビャクシ、ソヨウ、カッコウ、ダイフクヒ、タイソウ、ショウキョウ、カンゾウ

【葛根湯《かっこんとう》】

〔特　徴〕体力が中程度以上の人の風邪の初期症状に用います。

〔効能・効果〕風邪の初期（汗をかかない時期）の鼻かぜ、鼻炎、頭痛、肩こり、筋肉痛、手や肩の痛みなど。

〔生薬成分〕ケイヒ、シャクヤク、ショウキョウ、タイソウ、カンゾウ、カッコン、マオウ

【加味逍遥散《かみしょうようさん》】

〔特　徴〕「逍遥散」にボタンピとサンシシを加えたもの。体質的に虚弱な女性向けの漢方薬で、肩がこり、疲れやすく、精神不安などの精神神経症状、ときに便秘の傾向のある冷え性などの改善を目的としています。

〔効能・効果〕体力があまりなくて、のぼせ・肩こりがあり、疲れやすくて精神不安

やイライラが強く、便秘の傾向がある人の、次の症状に効果的です。冷え症、虚弱体質、月経不順、月経困難、更年期障害、血の道症、不眠症などの改善に用います。

〔生薬成分〕サイコ、シャクヤク、トウキ、ブクリョウ、ビャクジュツ、サンシシ、ボタンピ、カンゾウ、ショウキョウ、ハッカ

【冠元顆粒《かんげんかりゅう》】

〔特　徴〕タンジン、コウカなど6種類の植物性生薬から抽出したエキスを顆粒としたもの。中年以降で血圧が高い方の不調の改善に用います。

〔効能・効果〕中年以降で血圧の高い人の頭痛、頭重、肩こり、めまい、動悸など。

〔生薬成分〕コウカ、シャクヤク、センキュウ、コウブシ、モッコウ、タンジン

【帰脾湯《きひとう》】

〔特　徴〕「気」や「血」が不足しているときに用いられる処方。体力があまりなく、心身ともに疲れている人の心の不調に働きかけます。

〔効能・効果〕からだも心も疲れていて、血色が悪い人の貧血、不眠症、神経症、精神不安を改善します。

〔生薬成分〕オウギ、サンソウニン、ニンジン又はトウジン、ビャクジュツ、ブクリョウ、オンジ、タイソウ、トウキ、カンゾウ、ショウキョウ、モッコウ、リュウガンニク

【玉屏風散《ぎょくへいふうさん》・（衛益顆粒《えいえきかりゅう》）】

〔特　徴〕抵抗力が弱く、疲労しやすい虚弱体質の人に適しています。肺と脾の気を増強し、抵抗力を高めるのにも役立ちます。また、かぜや感染症にも使われます。

〔効能・効果〕虚弱体質、疲労倦怠感、寝汗など。

〔生薬成分〕オウギ、ビャクジュツ、ボウフウ

【銀翹散《ぎんぎょうさん》】

〔特　徴〕10種類の生薬で構成され、かぜの

諸症状に用いられるの代表的な中国漢方薬です。

〔効能・効果〕かぜによるのどの痛み、頭痛、せきなど。

〔生薬成分〕キンギンカ、レンギョウ、キキョウ、カンゾウ、ハッカ、タンズシ、ゴボウシ、タンチクヨウ、ケイガイ、ロコン

【桂枝加葛根湯《けいしかかっこんとう》】

〔特　徴〕ケイシまたはケイヒ、カッコンなどの生薬を配合し、初期のかぜに用います。

〔効能・効果〕肩こりや頭痛をともなう初期のかぜなど。

〔生薬成分〕ケイヒ、カッコン、タイソウ、シャクヤク、カンゾウ、ショウキョウ

【桂枝加芍薬湯《けいしかしゃくやくとう》】

〔特　徴〕お腹が張って、腹痛や排便異常（下痢や便秘）を起こしているときに用います。ふだんから胃腸が弱い人に向いています。

〔効能・効果〕腹痛、下痢、便秘、しぶり腹など。

〔生薬成分〕シャクヤク、ケイヒ、タイソウ、カンゾウ、ショウキョウ

【桂枝茯苓丸《けいしぶくりょうがん》】

〔特　徴〕女性の月経トラブルを含め、下腹部痛、肩こり、頭痛、めまい、のぼせ、足の冷えがある人の諸症状に用いられます。

〔効能・効果〕月経不順、月経異常、月経痛、更年期障害、血の道症、肩こり、めまい、頭痛、打ち身、しもやけ、しみ、湿疹など。

〔生薬成分〕ケイヒ、シャクヤク、ブクリョウ、トウニン、ボタンピ

【血府逐瘀湯《けっぷちくおとう》】

〔特　徴〕中国の清の時代に著された「医林《いりん》改錯《かいさく》」に記載されている処方に基づいてつくられた漢方薬です。中年以降、あるいは血圧の高い方の不調の改善に使われます。

〔効能・効果〕中年以降又は血圧の高い人の頭痛、頭重、肩こり、のぼせ、動悸の改善に用います。

〔生薬成分〕トウキ、シャクヤク、センキュウ、サイコ、ジオウ、カンゾウ、トウニン、キキョウ、コウカ、ゴシツ、キジツ

【降圧丸《こうあつがん》】

〔特　徴〕動物性生薬のレイヨウカクのほか、有効成分として10種類の生薬を配合し、高血圧に伴うさまざまな不調に効果があります。

〔効能・効果〕高血圧に伴う頭痛、動悸、手足のしびれ、肩のこり、のぼせ、めまい、イライラを解消します。

〔生薬成分〕レイヨウカク、トウキ、オウレン、テンマ、ジオウ、ダイオウ、コハク、ジンコウ、センキュウ、アキョウ、カンゾウ

【香砂六君子湯《こうしゃりっくんしとう》・（健胃顆粒《けんいかりゅう》）】

〔特　徴〕疲れやすく、気分が沈みがちで頭が重く、胃腸が弱く、食欲がなく、手足が冷えやすい人の消化器系の症状に用います。

〔効能・効果〕胃炎、胃腸虚弱、胃下垂、消化不良、食欲不振、胃痛、嘔吐など。

〔生薬成分〕カンゾウ、ブクリョウ、シュクシャ、モッコウ、ハンゲ、チンピ、トウジン又はニンジン、ビャクジュツ、ブクリョウ、ハンゲ、チンピ、コウブシ、タイソウ、ショウキョウ、カンゾウ、カッコウ

【香蘇散《こうそさん》】

〔特　徴〕胃腸虚弱で神経質な人の、食欲不振、不眠、精神不安などに効果がある。

〔効能・効果〕頭痛や、神経衰弱、更年期障害など。

〔生薬成分〕コウブシ、チンピ、ソヨウ、カンゾウ、ショウキョウ

【牛黄清心丸《ごおうせいしんがん》】

〔特　徴〕ゴオウとは、牛の胆石のこと。牛千頭に1頭の割合でしか発見でき

ないたいへん貴重な生薬です。「心臓の働きを高め、血のめぐりをよくし、肝機能を助けることから「命を養う薬」ともいわれています。

〔効能・効果〕虚弱体質、肉体疲労、病中病後、胃腸虚弱、食欲不振。

〔生薬成分〕ゴオウ、トウキ、センキュウ、カンゾウ、シャクヤク、ニンジン、ケイヒ、ボウフウ、レイヨウカク、ジャコウ又はシベット

【杞菊地黄丸《こぎくじおうがん》】

〔特　徴〕「六味地黄丸《ろくみじおうがん》」にクコシとキッカを加えた漢方処方。8種類の生薬を粉末にしてから丸剤にしています。体力があまりなくて疲れやすいけれど、胃腸障害がなく、尿の量が少なすぎたり、逆に多すぎたり、とくに手足のほてりや口が渇きやすい人の不調に働きかけます。

〔効能・効果〕かすみ目、つかれ目、のぼせ、頭重、めまい、排尿困難、頻尿、むくみ、視力低下の症状の改善に役立ちます。

〔生薬成分〕ジオウ、ブクリョウ、サンシュユ、ボタンピ、サンヤク、キクカ、タクシャ、クコシ

【牛車腎気丸《ごしゃじんきがん》】

〔特　徴〕手足が冷えやすく、疲れやすい体質の人で、尿量が減少して、口の渇きがあるなどの症状がみられる場合に用いられます。

〔効能・効果〕高齢者の腰痛、皮膚のかゆみ、排尿困難、かすみ目、むくみ、などに効果的です。

〔生薬成分〕ジオウ、サンシュユ、サンヤク、タクシャ、ブクリョウ、ボタンピ、ケイヒ、ブシ、ゴシツ、シャゼンシ

【五積散《ごしゃくさん》】

〔特　徴〕顔色がすぐれなくて、上半身がほてっているのに下半身は冷えていたり、腰・下腹などの痛み、下痢気味の場合に使います。

〔効能・効果〕腰痛、神経痛、関節痛、胃腸炎、月経痛、冷え症、頭痛、更年期障害、風邪、リウマチ、肩関節周囲炎（五十肩）など。

〔生薬成分〕ソウジュツ、チンピ、トウキ、ハンゲ、ブクリョウ、カンゾウ、キキョウ、キコク、ケイヒ、コウボク、シャクヤク、ショウキョウ、センキュウ、タイソウ、ビャクシ、マオウ、カンキョウ、コウブシ

【呉茱萸湯《ごしゅゆとう》】

〔特　徴〕呉茱萸《ごしゅゆ》とは、ミカン科のゴシュユの未成熟果実のこと。天然有機化合物のアルカロイドが含まれていて、からだを温め、鎮痛、冷え、血行障害に作用する生薬。漢方薬の温経湯《うんけいとう》などにも配合されています。お腹や手足が冷え、水分代謝がうまくいかない時に現れる頭痛や吐き気などに用いられます。

〔効能・効果〕頭痛、頭痛に伴うはきけ、嘔吐、しゃっくり。

〔生薬成分〕ゴシュユ、タイソウ、ニンジン、ショウキョウ

【五苓散《ごれいさん》】

〔特　徴〕むくみ、下痢、暑気あたり、尿量の減少、のどが渇くのに飲んだら吐き出すような症状、飲酒後の吐き気や船酔いなどの症状がある場合に用いられます。

〔効能・効果〕下痢、急性胃腸炎、頭痛、むくみ、ネフローゼ、腎炎、黄疸、糖尿病、暑気あたり、二日酔、のどの渇き、嘔吐、下痢、尿量減少などに効果的です。

〔生薬成分〕タクシャ、チョレイ、ブクリョウ、ビャクジュツ、ケイヒ

……………（さ行）……………

【柴胡加竜骨牡蛎湯《さいこかりゅうこつぼれいとう》】

〔特　徴〕上半身に熱がこもりやすく、精神不安があり、動悸、不眠、便秘な

どをともなう場合の諸症状に用います。

〔効能・効果〕高血圧の動悸・不安・不眠、神経症、更年期障害、めまい、のぼせ、ノイローゼ、小児の夜泣き、便秘など。

〔生薬成分〕サイコ、リュウコツ、ボレイ、オウゴン、ダイオウ、ハンゲ、ブクリョウ、ケイヒ、ニンジン、ショウキョウ、タイソウ

【三黄瀉心湯《さんおうしゃしんとう》】

〔特　徴〕からだの熱や炎症を取り、高血圧の随伴症状や鼻血、痔、便秘、更年期障害に使います。そのため、熱や炎症をしずめる3つの寒性の生薬で構成されています。

〔効能・効果〕のぼせ、ほてり、イライラ感や不安感、不眠、便秘、あるいは高血圧にともなう頭の重い感じや、肩こり、めまいなど。

〔生薬成分〕オウレン、オウゴン、ダイオウ

【参茸補血丸《さんじょうほけつがん》】

〔特　徴〕滋養強壮薬によく配合されるニンジン、ロクジョウをはじめ、リュウガンニク、オウギなど、8種類の生薬を配合し丸剤としたもので、滋養強壮を目的に使用されます。

〔効能・効果〕虚弱体質、肉体疲労、病後の体力低下、胃腸虚弱、食欲不振、血色不良、冷え症の人の滋養強壮など。

〔生薬成分〕オウギ、ニンジン、ゴシツ、カラトウキ、トチュウ、ハゲキテン、リュウガンニク、ロクジョウ

【酸棗仁湯《さんそうにんとう》・（酸棗仁湯顆粒《さんそうにんとうかりゅう》）】

〔特　徴〕体力があまりなく、心身が疲れ、精神不安、不眠がある人の神経をしずめて、眠りの質を改善に導きます。

〔効能・効果〕不眠症、神経症。

〔生薬成分〕サンソウニン、チモ、ブクリョウ、センキュウ、カンゾウ

【刺五加《しごか》（シベリア人参）】

〔特　徴〕日本ではエゾウコギと呼ばれている植物は、アメリカではシベリア人参、中国では「刺五加《しごか》」と呼ばれています。

〔効能・効果〕強壮作用、不眠、冷え症、更年期障害、疲労、視覚機能改善、抗ストレスなど。

〔成　分〕サポニン、リグナン配糖体など。

【七物降下湯《しちもつこうかとう》】

〔特　徴〕高血圧に悩んでいた医師で漢方医学者の故大塚敬節氏が処方を考案した、高血圧のための漢方薬です。血の道を滑らかにする7種の生薬で構成されています。

〔効能・効果〕高血圧にともなう、のぼせ、頭が重い、肩こり、耳鳴りなどの症状。

〔生薬成分〕チョウトウコウ、ジオウ、トウキ、センキュウ、シャクヤク、オウギ、オウバク

【耳鳴丸《じめいがん》】

〔特　徴〕中国名では「耳鳴丸」と表記され、その名の示すとおり、特に貧血性の耳鳴りに対して優れた効き目を発揮します。そればかりか、腰痛、手足のだるさなどの症状も改善するのです。

〔効能・効果〕貧血性の耳鳴り、腰痛、手足及び腰の脱力感。

〔生薬成分〕ジオウ、サンヤク、ボタンピ、サイコ、サンシュユ、タクシャ、ブクリョウ、ジセキ

【炙甘草湯《しゃかんぞうとう》】

〔特　徴〕体力が衰えていて、疲れやすい場合の動悸や息切れ、不整脈、神経症、便秘などに用いられます。

〔効能・効果〕不整脈、動悸、息切れ、貧血、心臓神経症、便秘などに効果があります。

〔生薬成分〕シャカンゾウ、ショウキョウ、ケイヒ、マシニン、タイソウ、ニンジン、ジオ

ウ、バクモンドウ、アキョウ

【芍薬甘草湯《しゃくやくかんぞうとう》】

〔特　徴〕シャクヤクとカンゾウの2つの生薬で構成され、筋肉のけいれんを伴う痛み、生理痛など、いろいろな痛みに広く用いられています。

〔効能・効果〕筋肉の急激なけいれんを伴う痛みに用います。こむら返り、筋肉のけいれん、腹痛、腰痛など。

〔生薬成分〕シャクヤク、カンゾウ

【十全大補湯《じゅうぜんだいほとう》】

〔特　徴〕血行をよくして貧血症状を改善し、滋養強壮作用のある生薬10種類が配合されています。体力と気力のないときに元気を補い、とりもどします。冷え症で貧血気味、顔色が悪く疲労衰弱がひどいとき、また病中病後などで体力が弱っているときに用います。

〔効能・効果〕体力が虚弱な人も病後、術後の体力低下、疲労倦怠、食欲不振、ねあせ、手足の冷え、貧血。

〔生薬成分〕ニンジン、オウギ、ビャクジュツ、ブクリョウ、トウキ、シャクヤク、ジオウ、センキュウ、ケイヒ、カンゾウ

【焦三仙《しょうさんせん》】

〔特　徴〕サンザシ、バクガ、植物醗酵物という3つを含む胃腸を健やかにする酵素食品です。

〔効能・効果〕食べ過ぎ、飲み過ぎ、脂っこいものの消化。

〔生薬成分〕主に、サンザシ、バクガ、植物醗酵物（小麦・春菊など）

【小青竜湯《しょうせいりゅうとう》】

〔特　徴〕発熱があり悪寒、頭痛がして汗がでない症状で、多尿、鼻水、鼻炎、むくみなどがある時の、ぜん息、じんましん、湿疹などに用います。

〔効能・効果〕アレルギー性鼻炎、花粉症、風邪、気管支炎、気管支喘息などに効果

があります。

〔生薬成分〕マオウ、シャクヤク、カンキョウ、カンゾウ、ケイヒ、サイシン、ゴミシ、ハンゲ

【生脈散《しょうみゃくさん》・（麦味参顆粒《ばくみさんかりゅう》）】

〔特　徴〕ニンジン、バクモンドウ、ゴミシの植物性生薬からなるもので、弱ったからだの滋養強壮を目的に使われます。

〔効能・効果〕次の場合の滋養強壮に効果があります。虚弱体質、肉体疲労、病中病後、胃腸虚弱、食欲不振、血色不良、冷え症、発育期など。

〔生薬成分〕ニンジン、バクモンドウ、ゴミシ

【逍遥丸《しょうようがん》】

〔特　徴〕トウキ、サイコ、シャクヤクなど8種類の植物性生薬からなるもので、体力が中くらい以下で、肩こりがあって疲れやすく、精神不安などの精神神経症状や便秘の傾向のある方に適しています。

〔効能・効果〕冷え症、虚弱体質、月経不順、月経困難、更年期障害、血の道症、不眠症、神経症などの改善。

〔生薬成分〕シャクヤク、ビャクジュツ、カンゾウ、ブクリョウ、トウキ、ショウキョウ、サイコ、ハッカ

【舒肝丸《じょかんがん》・（開気丸《かいきがん》）】

〔特　徴〕肝の機能を回復して、胃の調子を改善し、気の流れを良くする。痛み止めの作用もある。

〔効能・効果〕胸の膨脹感、腹部の脹れ痛み、吐き気、げっぷ、交互に現れる下痢及び便秘などの改善。

〔生薬成分〕センレンシ、エンコグサ、シャクヤク、ウコン、モッコウ、ジンコウ、ビャクズク、コウボク、チンピ、キジツ、シュクシャ、ブクリョウ

【参馬補腎丸《じんばほじんがん》】

〔特　徴〕13種類の動物性・植物性生薬を配

合したもので、滋養強壮を目的に用います。

〔効能・効果〕虚弱体質、肉体疲労、病中病後、胃腸虚弱、食欲不振、血色不良、冷え症など、滋養強壮に効果的です。

〔生薬成分〕ニンジン、トチュウ、ジオウ、リュウコツ、インヨウカク、ゴミシ、ブクリョウ、サンシュユ、シュクシャ、ホコツシ、カイバ、ロクジョウ、ロクジン

【真武湯《しんぶとう》】

〔特　徴〕新陳代謝機能が衰えている場合の下痢、胃腸虚弱、慢性腸炎、胃下垂、消化不良、胃アトニー、などの胃腸疾患、高血圧、低血圧、心臓弁膜症、脳出血などの循環器系障害、脊髄疾患による運動障害や知覚障害、などに用いられます。

〔効能・効果〕風邪、胃腸虚弱、慢性腸炎、胃下垂、過敏性腸症候群、慢性腎炎、下痢、消化不良、胃アトニー、高血圧、低血圧、脳出血、パーキンソン病など。

〔生薬成分〕ブクリョウ、シャクヤク、ショウキョウ、ビャクジュツ、ブシ

【参苓白朮散《じんりょうびゃくじゅつさん》・（健脾散《けんぴさん》）】

〔特　徴〕胃腸が弱く、やせて顔色が悪く、食欲がなくていつも下痢になるタイプの人の諸症状に使われます。

〔効能・効果〕食欲不振、慢性の下痢、病後の体力低下、疲労倦怠、消化不良、慢性胃腸炎など。

〔生薬成分〕ニンジン、サンヤク、ビャクジュツ、ブクリョウ、ヨクイニン、ヘンズ、レンニク、キキョウ、シュクシャ、カンゾウ

【清営顆粒《せいえいかりゅう》】

〔特　徴〕ジオウ、シャクヤク、オウゴン、ダイオウ、ボタンピ及びサンシシ6種類の植物性生薬より抽出したエキスを顆粒にしたものです。便秘、あるいは便秘にともなう頭痛、のぼせ、肌荒れなどの症状をやわら

げることを目的としています。

〔効能・効果〕便秘。便秘に伴う次の症状を緩和します。頭重、のぼせ、肌あれ、吹出物、食欲不振、腹部膨満、腸内異常醗酵、痔など。

〔生薬成分〕ジオウ、シャクヤク、オウゴン、ダイオウ、ボタンピ、サンシシ

【川芎茶調散《せんきゅうちゃちょうさん》・（頂調顆粒《ちょうちょうかりゅう》）】

〔特　徴〕体力にかかわらず使うことができ、頭痛がある人の、精神神経症状および身体症状の改善を目的としています。

〔効能・効果〕かぜ、血の道症、頭痛、片頭痛など。

〔生薬成分〕ビャクシ、ケイガイ、ボウフウ、ハッカ、キョウカツ、カンゾウ、チャヨウ、センキュウ、コウブシ

【疎経活血湯《そけいかっけつとう》・（散痛楽楽丸《さんつうらくらくがん》）】

〔特　徴〕からだが疲れやすい中高年で、血行不順気味、飲酒が多い人に用います。

〔効能・効果〕関節痛、神経痛、筋肉痛、腰痛などの激しい痛みやしびれ。

〔生薬成分〕シャクヤク、ジオウ、センキュウ、ソウジュツ、トウキ、トウニン、ブクリョウ、ゴシツ、チンピ、ボウイ、ボウフウ、リュウタン、イレイセン、キョウカツ、カンゾウ、ビャクシ、ショウキョウ

………………（た行）………………

【大黄甘草湯《だいおうかんぞうとう》】

〔特　徴〕ダイオウとカンゾウの2つの生薬で構成され、慢性の便秘や便秘にともなう諸症状の緩和に用いられます。

〔効能・効果〕便秘、便秘にともなう頭痛、のぼせ、湿疹、ヒフ炎、ふきでもの、食欲不振、腹部膨張、腸内異常醗酵、痔など。

〔生薬成分〕ダイオウ、カンゾウ

【大柴胡湯《だいさいことう》】

〔特　徴〕脇腹からみぞおちあたりにかけて

苦しくて、便秘の傾向のある人の諸症状に用いられます。

〔効能・効果〕胃炎、慢性的な便秘、高血圧や肥満にともなう肩こり、頭痛、便秘、神経症、肥満症など。

〔生薬成分〕サイコ、ハンゲ、オウゴン、シャクヤク、タイソウ、キジツ、ショウキョウ、ダイオウ

【知柏地黄丸《ちばくじおうがん》・（瀉火補腎丸《しゃかほじんがん》）】

〔特　徴〕「六味地黄丸《ろくみじおうがん》」に、生薬のチモとオウバクを加えたもので、疲れやだるさ、口の渇きがともなう場合に使います。

〔効能・効果〕顔や四肢のほてり（いわゆるホットフラッシュ）、排尿困難、頻尿、むくみ、手足のしびれ、腰痛など。

〔生薬成分〕チモ、オウバク、ジオウ、サンシュユ、サンヤク、ボタンピ、ブクリョウ、タクシャ

【調胃承気湯《ちょういじょうきとう》】

〔特　徴〕便秘にともなう腹痛や排便時の痛みをやわらげ、便をやわらかくして便通を促します。体力が中くらいの人で、便が硬く出にくいときに適します。

〔効能・効果〕腹痛緩和作用、排便促進、胃腸機能を改善。

〔生薬成分〕ダイオウ、ボウショウ、カンゾウ

【釣藤散《ちょうとうさん》】

〔特　徴〕慢性的に頭痛に悩まされている方、めまい、肩こりがある場合の次のような症状で使われます。

〔効能・効果〕慢性頭痛、神経症、高血圧の傾向がある場合に用います。

〔生薬成分〕セッコウ、チョウトウコウ、チンピ、バクモンドウ、ハンゲ、ブクリョウ、キクカ、ニンジン、ボウフウ、カンゾウ、ショウキョウ

【猪苓湯《ちょれいとう》】

〔特　徴〕体力が中等度の人で、頻尿、尿量減少、排尿困難、排尿痛、残尿感

などがある場合の尿道炎、腎炎、ネフローゼ症候群、膀胱炎、腎臓結石、腎臓炎、むくみ、血尿、などに用いられます。

〔効能・効果〕慢性腎炎、膀胱炎、尿道炎、尿路結石、ネフローゼ、腎臓結石、腎炎、むくみ、血尿など。

〔生薬成分〕チョレイ、ブクリョウ、カッセキ、タクシャ、アキョウ

【田七人参《でんしちにんじん》】

〔特　徴〕田七人参は、ウコギ科の植物の根。別名で「三七人参《さんしちにんじん》」あるいは「金不換《きんふかん》」とも呼ばれています。中国南方の海抜1200～1800mの限られた地域でしかとれず、かつては門外不出の特産品だったため、金とも交換できない貴重なものという名前が付けられたのです。

〔効能・効果〕生活習慣病の予防や更年期障害、冷えや貧血の保健食として注目を集めています。

〔成　分〕主にサポニンなど。

【天津感冒片《てんしんかんぼうへん》】

〔特　徴〕レンギョウ・キンギンカ・レイヨウカクなど植物性・動物性10種類の生薬から構成されいます。熱を伴い炎症のあるかぜの諸症状の改善を目的としています。

〔効能・効果〕かぜによるのどの痛み、口やのどの渇き、せき、頭痛の改善。

〔生薬成分〕キンギンカ、ゴボウシ、レンギョウ、ケイガイ、カンゾウ、タンズシ、キキョウ、タンチクヨウ、ハッカ、レイヨウカク

【天王補心丹《てんのうほしんたん》】

〔特　徴〕ジオウ、テンモンドウなどの11種類の植物性生薬から構成されています。体質の虚弱な人のさまざまな不調の改善を目的としています。

〔効能・効果〕体質の虚弱な人の不眠、不安感、肩こり、息切れ、動悸、口渇、便秘な

どの改善。

〔生薬成分〕ジオウ、キキョウ、サンソウニン、ブクリョウ、テンモンドウ、ハクシニン、トウキ、タンジン、バクモンドウ、トウジン、オンジ

【糖解錠《とうかいじょう》】

〔特　徴〕10種類の生薬からなり、血糖を穏やかに下げる働きがあります。

〔効能・効果〕糖尿病による口の渇き、頻尿、多尿を改善。

〔生薬成分〕バクモンドウ、ニンジン、カッコン、ジオウ、チモ、カロコン、ブクリョウ、ゴミシ、カンゾウ、タラ根

【当帰四逆加呉茱萸生姜湯《とうきしぎゃくかごしゅゆしょうきょうとう》】

〔特　徴〕寒さで起こる手足の冷えやしびれ、頭痛、腹痛、腰痛に使われます。また、冷え症で体質虚弱な人のしもやけ、冷えによって痛みが生じたり、症状が悪化したりした場合にも用います。

〔効能・効果〕冷え症、吐き気、神経痛、腰痛、下腹部痛。

〔生薬成分〕トウキ、ケイヒ、シャクヤク、モクツウ、タイソウ、サイシン、カンゾウ、ゴシュユ、ショウキョウ

【当帰芍薬散《とうきしゃくやくさん》】

〔特　徴〕倦怠感、冷え症、貧血、腹痛、めまい、むくみ、おりもの過多、不妊症、低血圧症、肌のくすみやそばかす、しもやけ、生理のトラブルや産前産後によく使用されます。

〔効能・効果〕体力の低下した人で、冷え症、疲れやすい、貧血、頭痛、めまい、肩こり、動悸、耳鳴りなどの症状がみられる場合。月経不順、月経困難。更年期障害。産前産後または流産後の障害、腰痛、つわりなどに効果的です。

〔生薬成分〕トウキ、センキュウ、シャクヤク、ブクリョウ、ビャクジュツ、タクシャ

【独活寄生湯《どっかつきせいとう》・（独歩顆粒《どっぽかりゅう》）】

〔特　徴〕16種の生薬で構成され、筋骨の痛み、主に下半身の故障、疲れやすく、下肢が冷えやすい方の神経痛、下肢しびれ、腰痛などに効果的。

〔効能・効果〕腰痛、関節痛、下肢のしびれ・痛みなどを改善。

〔生薬成分〕トウドクカツ、ボウフウ、ジンギョウ、ソウキセイ、ゴシツ、トチュウ、ケイヒ、サイシン、カラトウキ、ジオウ、シャクヤク、センキュウ、トウジン、ブクリョウ、カンゾウ、ショウキョウ

……（な行）……

【二至丸《にしがん》】

〔特　徴〕二至とは夏至と冬至のこと。冬至に収穫する女貞子《じょていし》と、夏至に収穫する旱蓮草《かんれんそう》の2つの生薬からできていることが名前の由来になっています。肝と腎が弱っていたり、精血不足に用いられます。

〔効能・効果〕手足のほてり、ふらつき、目のかすみ、不眠、更年期障害、眼精疲労、ドライアイ、糖尿病、高血圧など。

〔生薬成分〕ジョテイシ、カンレンソウ

【二朮湯《にじゅつとう》】

〔特　徴〕ビャクジュツ、ブクリョウなど12種類の生薬で構成され、肩や上腕に痛みがある場合に用いられます。

〔効能・効果〕四十肩、五十肩、神経痛など。

〔生薬成分〕ビャクジュツ、ブクリョウ、チンピ、テンナンショウ、コウブシ、オウゴン、イレイセン、キョウカツ、ハンゲ、ソウジュツ、カンゾウ、ショウキョウ

【女神散《にょしんさん》】

〔特　徴〕「安栄湯《あんえいとう》」とも呼ばれ、のぼせやめまいのある場合の更年期障害によく使われます。

〔効能・効果〕産前産後の神経症、月経不順、更年期障害、血の道症、神経症など。

〔生薬成分〕トウキ、センキュウ、ビャクジュツ、コウブシ、ケイヒ、オウゴン、ニンジン、ビンロウジ、オウレン、モッコウ、チョウジ、カンゾウ、ダイオウ

【人参養栄湯《にんじんようえいとう》】

〔特　徴〕人参を主薬に12種類の生薬で作られたもので、病後や手術後に用いられることが多くあります。また、冷え症で貧血気味、顔色が悪く、疲労衰弱がひどいとき、あるいは病中病後の体力が弱っているときに用います。

〔効能・効果〕病後・術後などの体力低下、疲労倦怠、食欲不振、寝汗、手足の冷え、貧血。

〔生薬成分〕ニンジン、オウギ、トウキ、ジオウ、ビャクジュツ、ブクリョウ、シャクヤク、ケイヒ、チンピ、オンジ、ゴミシ、カンゾウ

……………（は行）……………

【八味地黄丸《はちみじおうがん》】

〔特　徴〕加齢とともに衰えがちな腎の機能を補います。冷えによって起こる更年期障害、糖尿病、慢性腎炎などにも応用されます。

〔効能・効果〕体力の低下した人の、疲れやすくて四肢が冷えやすく、尿量減少又は他尿で、ときに口の渇きがある場合の次の症状、下肢痛、腰痛、しびれ、高齢者のかすみ目、かゆみ、排尿困難、残尿感、夜間尿、頻尿、むくみ、高血圧に伴う肩こり、頭重、耳鳴り、軽い尿漏れ。

〔生薬成分〕ジオウ、サンシュユ、サンヤク、タクシャ、ブクリョウ、ボタンピ、ケイヒ、ブシ

【八仙丸《はっせんがん》】

〔特　徴〕「六味地黄丸」にバクモンドウとゴミシを加えた処方で、これら8種類

の生薬を粉末にし丸剤としたものです。体力が低下し、疲れやすいが胃腸障害がなく、せき、口の渇きがある方の足の痛みや腰痛、高齢者特有の症状の改善に役立ちます。

〔効能・効果〕足の痛み、腰痛、しびれ。高齢者のかすみ目、かゆみ、排尿困難、頻尿、むくみ、息切れ、からぜきなどの改善。

〔生薬成分〕ジオウ、サンシュユ、サンヤク、タクシャ、バクモンドウ、ブクリョウ、ボタンピ、ゴミシ

【半夏白朮天麻湯《はんげびゃくじゅつてんまとう》】

〔特　徴〕めまい、頭痛、吐き気、耳鳴り、悪心、などの症状に適した漢方薬です。また、曇天や梅雨時になると起こる頭痛や、メニエール症候群、などの治療に用いられます。

〔効能・効果〕胃腸虚弱な人で、足が冷え、頭痛やめまい、吐き気などをともなう場合の胃アトニー、胃下垂、胃神経症、低血圧などに効果があります。

〔生薬成分〕ハンゲ、ビャクジュツ、チンピ、ブクリョウ、バクガ、テンマ、ショウキョウ、オウギ、ニンジン、タクシャ、オウバク、カンキョウ、シンキク

【板藍根《ばんらんこん》】

〔特　徴〕板藍根とは、アブラナ科のタイセイやホソバタイセイの根を乾燥させたもの。日本ではあまり知られていませんが、中国ではかぜの季節の冬にお茶代わりにして飲まれている、なじみの深い生薬です。

〔効能・効果〕かぜやインフルエンザなどの熱症状、のどの痛みなどに用います。

〔成　分〕イサタン誘導体、多糖類など

【鼻淵丸《びえんがん》】

〔特　徴〕「鼻淵丸」は、植物性生薬のシンイ・ソウジシ・キクカ・センソウ・キンギンカから抽出したエキスを丸剤にしたもの。名前が示すように、鼻

の症状の改善を目的に使われます。

〔効能・効果〕蓄膿症、鼻づまり、鼻炎などの改善。

〔生薬成分〕シンイ、ソウジシ、キクカ、センソウ、キンギンカ

【白虎加人参湯《びゃっこかにんじんとう》】

〔特　徴〕風邪で熱感があって、口の渇きやほてりの症状があるときに、また日射病、高熱、糖尿病、皮膚病でかゆみや赤みがひどい場合にも用いられます。

〔効能・効果〕のどの渇きと、からだのほてりをしずめる漢方薬です。

〔生薬成分〕セッコウ、チモ、コウベイ、ニンジン、カンゾウ

【婦宝当帰膠《ふほうとうきこう》】

〔特　徴〕トウキをはじめ、センキュウ、オウギなどの生薬を加えた処方で、これらを含む9種類の生薬を原料とするシロップ剤です。

〔効能・効果〕更年期障害による頭痛や肩こり、のぼせ、めまい、耳鳴り、貧血、腰痛、腹痛、冷え症、生理不順、生理痛などの改善。

〔生薬成分〕トウキ、ブクリョウ、オウギ、カンゾウ、ジオウ、センキュウ、シャクヤク、トウジン、アキョウ

【防已黄耆湯《ぼういおうぎとう》】

〔特　徴〕防已はツヅラフジ科のオオツヅラフジのつるの茎。黄耆はマメ科のキバナオウギの根を生薬にしたものです。体力があまりなく、疲れやすく、汗をかきやすい人に使います。

〔効能・効果〕肥満にともなう関節の痛みや腫れ、むくみ、多汗症、肥満症（水太り）など。

〔生薬成分〕ボウイ、オウギ、ビャクジュツ、タイソウ、ショウキョウ、カンゾウ

【防風通聖散《ぼうふうつうしょうさん》】

〔特　徴〕防風はセリ科のボウフウの根およ

び根茎のこと。他に当帰、芍薬など18種類の生薬で作られています。腹部に皮下脂肪が多く、便秘がちな人に用います。

〔効能・効果〕高血圧や肥満にともなう動悸・肩こり・のぼせ・むくみ・便秘、蓄膿症、湿疹など。

〔生薬成分〕トウキ、シャクヤク、センキュウ、サンシシ、レンギョウ、ハッカ、ショウキョウ、ケイガイ、ボウフウ、マオウ、ダイオウ、ボウショウ、キキョウ、オウゴン、セッコウ、カンゾウ、カッセキ、ビャクジュツ

【補中益気湯《ほちゅうえっきとう》・(補中丸《ほちゅうがん》)】

〔特　徴〕胃腸の働きが衰えていて、疲れやすくて元気がなく、弱っている人に適用します。つまり、お腹の中から元気にする漢方薬なのです。

〔効能・効果〕虚弱体質、疲労倦怠、病後・術後の衰弱、食欲不振、寝汗、かぜなど。

〔生薬成分〕オウギ、ニンジン又はトウジン、ビャクジュツ、トウキ、チンピ、タイソウ、カンゾウ、サイコ、ショウキョウ、ショウマ

……………(ま行)……………

【麻子仁丸《ましにんがん》】

〔特　徴〕体力が中くらいかやや弱い人向けで、水分を保持し、腸の運動を高めて、腹部のつかえを下し、腹痛をやわらげる生薬を中心に配合されています。

〔効能・効果〕便をやわらかくして、便通をよくする効果があります。とくに高齢の人の乾燥したコロコロ便に適します。

〔生薬成分〕マシニン、キョウニン、ダイオウ、コウボク、キジツ、シャクヤク

……………(や行)……………

【抑肝散《よくかんさん》】

〔特　徴〕文字通り「肝」の高ぶりを抑える漢

方薬です。もともと子どものひきつけなどに用いられていましたが、大人にも幅広く使えます。興奮して眠れないとき、神経が過敏になり、すぐに怒ったり、イライラするときなどに用います。

〔効能・効果〕不眠症、神経症、更年期障害、血の道症、小児の夜泣き、歯ぎしりなど。

〔生薬成分〕ビャクジュツ、ブクリョウ、トウキ、センキュウ、チョウトウコウ、サイコ、カンゾウ

【養陰清肺湯《よういんせいはいとう》・（潤肺糖漿《じゅんぱいとうしょう》）】

〔特　徴〕「肺陰を養い、肺熱を清める」という意味があります。肺やのどが渇いてしまうと、抵抗力が落ちたり、炎症が起きやすい状態になります。そんな、肺に起因する喉の症状を改善する漢方薬です。肺や喉を潤し、機能を回復すれば、空咳も治まります。

〔効能・効果〕のどの痛み、せきなど。

〔生薬成分〕ジオウ、ボタンピ、シャクヤク、カンゾウ、バクモンドウ、ハッカ、ゲンジン、バイモ

…………（ら行）…………

【六君子湯《りっくんしとう》】

〔特　徴〕胃腸が弱くて食欲がなかったり、みぞおちの辺りがつかえる感じがする。疲れやすくて、貧血症で手足が冷えやすい人に用います。

〔効能・効果〕胃炎、胃腸虚弱、胃下垂、消化不良、食欲不振、胃痛、嘔吐など。

〔生薬成分〕ニンジン、ビャクジュツ、ブクリョウ、ハンゲ、チンピ、タイソウ、カンゾウ、ショウキョウ

【竜胆瀉肝湯《りゅうたんしゃかんとう》・（瀉火利湿顆粒《しゃかりしつかりゅう》）】

〔特　徴〕竜胆とは、リンドウ科のトウリンドウの根茎の植物生薬。下腹部が熱い感じがしたり、痛みがあるときの次の症状に用います。

〔効能・効果〕排尿痛、残尿感、尿のにごり、おりもの、頻尿など。

〔生薬成分〕トウキ、ジオウ、モクツウ、オウゴン、タクシャ、シャゼンシ、リュウタン、サンシシ、カンゾウ

【苓姜朮甘湯《りょうきょうじゅつかんとう》】

〔特　徴〕腰から下肢にかけて冷えと痛みがあり、尿の量が多い人に用います。

〔効能・効果〕腰痛、腰の冷え、夜尿症、神経痛など。

〔生薬成分〕ブクリョウ、カンキョウ、ビャクジュツ、カンゾウ

【苓桂朮甘湯《りょうけいじゅつかんとう》】

〔特　徴〕体があまり丈夫でない繊細な人向けの処方で、めまいや立ちくらみ症状を中心に、動悸や息切れ、のぼせ、頭痛、神経症、尿量減少などに用います。

〔効能・効果〕頭痛、のぼせ、めまい、立ちくらみ、動悸、不眠、精神不安。

〔生薬成分〕ブクリョウ、ビャクジュツ、ケイヒ、カンゾウ

【六味地黄丸《ろくみじおうがん》】

〔特　徴〕6つの生薬で構成された漢方薬。疲れやすくて、尿の量が少なかったり多すぎたり、ときに手足がほてり、口が渇きやすい人の、次の症状に適用します。

〔効能・効果〕排尿困難、残尿感、頻尿、むくみ、かゆみ、夜尿症、しびれなど。

〔生薬成分〕ジオウ、サンシュユ、サンヤク、タクシャ、ブクリョウ、ボタンピ

症状別漢方薬早見表

〈1〉かぜに効果的な漢方薬

〈2〉頭痛に効果的な漢方薬

〈3〉肩こりに効果的な漢方薬

〈4〉不眠に効果的な漢方薬

〈5〉便秘に効果的な漢方薬

〈6〉肥満に効果的な漢方薬

- 補中益気湯《ほちゅうえっきとう》・(補中丸《ほちゅうがん》) 144
- 香砂六君子湯《こうしゃりっくんしとう》・(健胃顆粒《けんいかりゅう》) 128
- 冠元顆粒《かんげんかりゅう》 126
- 田七人参《でんしちにんじん》 138
- 防風通聖散《ぼうふうつうしょうさん》 143

〈7〉疲れ目に効果的な漢方薬

- 杞菊地黄丸《こぎくじおうがん》 129
- 加味逍遥散《かみしょうようさん》 125

〈8〉慢性疲労に効果的な漢方薬

- 補中益気湯《ほちゅうえっきとう》・(補中丸《ほちゅうがん》) 144
- 六君子湯《りっくんしとう》 145
- 生脈散《しょうみゃくさん》・(麦味参顆粒《ばくみさんかりゅう》) 134

〈9〉冷え性に効果的な漢方薬

- 冠元顆粒《かんげんかりゅう》 126
- 桂枝茯苓丸《けいしぶくりょうがん》 127
- 婦宝当帰膠《ふほうとうきこう》 143
- 参茸補血丸《さんじょうほけつがん》 131
- 帰脾湯《きひとう》 126
- 十全大補湯《じゅうぜんだいほとう》 133
- 逍遥丸《しょうようがん》 134
- 舒肝丸《じょかんがん》・(開気丸《かいきがん》) 134
- 八味地黄丸《はちみじおうがん》 141
- 参馬補腎丸《じんばほじんがん》 134

〈10〉花粉症に効果的な漢方薬

- 小青竜湯《しょうせいりゅうとう》 133
- 鼻淵丸《びえんがん》 142
- 玉屏風散《ぎょくへいふうさん》・(衛益顆粒《えいえきかりゅう》) 126
- 八仙丸《はっせんがん》 141

〈11〉女性の更年期に効果的な漢方薬

- 婦宝当帰膠《ふほうとうきこう》 143
- 知柏地黄丸《ちばくじおうがん》・(瀉火補腎丸《しゃかほじんがん》) 137
- 八仙丸《はっせんがん》 141
- 杞菊地黄丸《こぎくじおうがん》 129

〈12〉男性の更年期に効果的な漢方薬

- 八味地黄丸《はちみじおうがん》 141
- 牛車腎気丸《ごしゃじんきがん》 129
- 柴胡加竜骨牡蛎湯《さいこかりゅうこつぼれいとう》 130
- 加味逍遥散《かみしょうようさん》 125
- 参馬補腎丸《じんばほじんがん》 134
- 刺五加《しごか》(シベリア人参) 132
- 冠元顆粒《かんげんかりゅう》 126
- 知柏地黄丸《ちばくじおうがん》・(瀉火補腎丸《しゃかほじんがん》) 137
- 天王補心丹《てんのうほしんたん》 138

〈13〉腰痛・関節痛に効果的な漢方薬

参茸補血丸《さんじょうほけつがん》 131
牛車腎気丸《ごしゃじんきがん》 129
参馬補腎丸《じんばほじんがん》 134
八味地黄丸《はちみじおうがん》 141
疎経活血湯《そけいかっけつとう》・（散痛楽楽丸《さんつうらくらくがん》） 136
独活寄生湯《どっかつきせいとう》・（独歩顆粒《どっぽかりゅう》） 140
冠元顆粒《かんげんかりゅう》 126
防已黄耆湯《ぼういおうぎとう》 143
越婢加朮湯《えっぴかじゅつとう》 124

〈14〉坐骨神経痛《ざこつしんけいつう》に効果的な漢方薬

参馬補腎丸《じんばほじんがん》 134
疎経活血湯《そけいかっけつとう》・（散痛楽楽丸《さんつうらくらくがん》） 136
独活寄生湯《どっかつきせいとう》・（独歩顆粒《どっぽかりゅう》） 140

〈15〉痛風に効果的な漢方薬

竜胆瀉肝湯《りゅうたんしゃかんとう》・（瀉火利湿顆粒《しゃかりしつかりゅう》） 145
桂枝加芍薬湯《けいしかしゃくやくとう》 127
参苓白朮散《じんりょうびゃくじゅつさん》・（健脾散《けんぴさん》） 135
防已黄耆湯《ぼういおうぎとう》 143
猪苓湯《ちょれいとう》 137

〈16〉関節リウマチに効果的な漢方薬

独活寄生湯《どっかつきせいとう》・（独歩顆粒《どっぽかりゅう》） 140
防已黄耆湯《ぼういおうぎとう》 143

〈17〉骨粗鬆症《こつそしょうしょう》に効果的な漢方薬

八仙丸《はっせんがん》 141
参馬補腎丸《じんばほじんがん》 134
独活寄生湯《どっかつきせいとう》・（独歩顆粒《どっぽかりゅう》） 140
冠元顆粒《かんげんかりゅう》 126
補中益気湯《ほちゅうえっきとう》・（補中丸《ほちゅうがん》） 144

〈18〉めまいに効果的な漢方薬

苓桂朮甘湯《りょうけいじゅつかんとう》 146
五苓散《ごれいさん》 130
真武湯《しんぶとう》 135
参苓白朮散《じんりょうびゃくじゅつさん》・（健脾散《けんぴさん》） 135
半夏白朮天麻湯《はんげびゃくじゅつてんまとう》 142
冠元顆粒《かんげんかりゅう》 126
当帰芍薬散《とうきしゃくやくさん》 139
婦宝当帰膠《ふほうとうきこう》 143

〈19〉耳鳴りに効果的な漢方薬

耳鳴丸《じめいがん》 132
柴胡加竜骨牡蛎湯《さいこかりゅうこつぼれいとう》 130
冠元顆粒《かんげんかりゅう》 126
苓姜朮甘湯《りょうきょうじゅつかんとう》 146

〈20〉手のふるえに効果的な漢方薬

〈21〉飛蚊症《ひぶんしょう》に効果的な漢方薬

〈22〉頻尿《ひんにょう》に効果的な漢方薬

〈23〉過敏性腸症候群に効果的な漢方薬

〈24〉乾燥症候群に効果的な漢方薬

〈25〉糖尿病に効果的な漢方薬

〈26〉脂質異常症に効果的な漢方薬

〈27〉高血圧に効果的な漢方薬

〈28〉不整脈に効果的な漢方薬

〈29〉うつに効果的な漢方薬

〈30〉認知症に効果的な漢方薬

おわりにかえて

人間のからだの耐用年数は、更年期が始まる50歳前後だという説もあるように、中高年になれば誰しも、からだのあちこちにガタが出てくるものです。

日常の会話の中にも、自分のからだの不調のことや、仲間の病気のことが話題になることが多くなります。

病院で治療をしてもらって治れば問題はないのですが、本書でもご紹介しているように、原因がよく分からない症状や慢性的不具合は、なかなかすんなりとは解消しないものです。

現代医学が、こうした原因がよく分からない症状や、からだの不具合といった、いわゆる「未病」の診断治療を苦手にしていて、逆に漢方はとても得意としていることも理解していただけたと思います。

本書では、中高年の方々が抱えている多くの不調、不具合の中から、特に悩みの多い30の症状を取りあげ、「どういったときに、どんな漢方薬を使えばいいのか?」を、わかりやすく解説しながら、漢方の考え方、効果の期待できる漢方薬をご紹介しています。

病院に長く通っていても、なかなか治らない「未病」が、からだに無理なく改善でき、健康体質へ変えていくという糸口が見つけ出せるはずです。

中高年からの健康な生活を守るためには、「漢方の知恵」を日常の生活の中に上手に取り入れ、そして、これから先の快適な人生を過ごすために、漢方薬を役立てていただければ幸いです。

最後になりましたが、本書の監修にご尽力いただきました東京薬科大学名誉教授・川瀬清先生に心より感謝申し上げます。

監修者プロフィール

東京薬科大学名誉教授

川瀬 清（かわせ きよし）

1925年10月　東京に生まれる。
1945年 9月　東京薬学専門学校卒業
1947年 3月　東京帝国大学医学部薬学科専科（生薬学）修了
1951年 4月　東京薬科大学助手
1962年 4月　東京薬科大学助教授
1975年 4月　東京薬科大学教授
1991年 3月　東京薬科大学名誉教授
日本薬史学会設立に参加
日本社会薬学会創設に参画
《主な編・著書》
「くらしとくすり」1976年（汐文社）
「日本薬学会百年史」1982年（日本薬学会）
「薬学概論」1983年、1994年、1998年（南江堂）
「中薬大事典」1985年、翻訳・監修（小学館）

■取材協力　イスクラ産業株式会社
本社は東京都中央区。1960年の創業以来長年にわたって、中医学理論に基づいて作られた各種の中成薬（中国漢方製剤）を日本中医薬研究会の薬局・薬店を通じて提供している。

中高年の漢方

編　　集　健康生活研究会
監　　修　川瀬　清
発 行 者　田仲　豊徳
発 行 所　株式会社滋慶出版／土屋書店
〒150-0001 東京都渋谷区神宮前3-42-11
TEL 03-5775-4471　FAX 03-3479-2737
E-mail shop@tuchiyago.co.jp

印刷・製本　日経印刷株式会社

http://tuchiyago.co.jp